女性私密

給最愛的自己

對症診療、荷爾蒙調理、歡愉養護，
婦產科女醫的全方位身體指南

保健全書

推薦序/

　　「美麗而剽悍 婦產科醫師 張瑜芹」光是這稱號就讓我印象深刻。這是我看到瑜芹醫師的第一印象，謙遜但不卑不亢、專業且有原則的態度，讓我對瑜芹醫師讚許有加。

　　婦產科是專門面對女性健康的醫學，但當我們談論女性健康時，我們其實不僅談論一個醫學領域，而是一個涉及生理、心理、社會層面的廣闊話題。瑜芹醫師的這本《女性私密保健全書》中，闡釋女性的身體、常見問題、疾病以及最最重要的，是對健康與社會觀念的迷思，這點尤其重要。更從瑜芹醫師的人生態度與故事出發，點出女性面對生活、工作、關係、自我的參考方向，我覺得這本指南被成為「保健全書」當之無愧。

　　從醫三十餘載的我，有幸與許多優秀的醫療專業人員合作，張醫師的專業與熱情令人印象深刻，其對於自我與人生的態度更值得大家認識。

瑜芹醫師除了開刀技術精湛深得我信賴外，對於醫病關係的堅持、病人權益的堅持也值得稱讚，更是一位對女性自我與認同充滿熱情的倡議者。她的工作與表現不限於醫療院所之內，在社區、偏鄉孩子的健康教育以及社會參與等面向都可以看見。（譬如參與全國女孩聯盟、One-Forty、心輔犬等社會回饋專案）

　　這本書正是專業與人生都投入的她，理想與實踐並重的她，重要的作品與結晶，當中涵蓋從基礎生理知識到複雜疾病各方面說明，也揭示了女性身體的迷思和謠言。淺顯易懂的語言使讀者能夠更好地理解和關心自己的身體，更能看見自我與人生的方向，這也是女性健康的關鍵，不僅只有身體，而是身心靈都健康。

　　最後，作為她的同事、主管、夥伴以及專業的婦產科醫師，我推薦這本書，也推薦張醫師，從未成年女性的認識、成年女性的適應到為人父母與長輩的傳承，這本書與張醫師都值得信賴。

新竹國泰醫院院長 婦產科醫師
曾英智

序言

　　我也不知道自己哪來的爆棚自信，當我的經紀人 Aka、即我先生問我：「你有什麼詞彙想要放在粉專的標題來形容你這個人？」我毫不遲疑脫口而出某年 ASUS 筆電的廣告詞：「美麗而剽悍」。

　　這是我一直拿來期許自己達到的目標，而這其實其來有自。

　　從小到大，我經常聽長輩稱讚我「漂亮」；被家人帶去公園玩耍，公園裡的老太太說：

　　「以後可以當主播」、

　　「以後可以當空姐」、

　　「以後可以選中國小姐」。

　　一個家族男性長輩問我「Annie，你知道你長得很漂亮嗎？」

　　從小聽慣人家稱讚的我回答到，「我早就知道了。」

人生不是只有長得漂亮這標籤，明眼人也知道我不是漂亮到能拿來當飯吃的類型。中產家庭背景出生的我，稍微有點唸書的潛力，父母老師就會接著在學業上對你「更多期許」。

「你長這麼漂亮，如果還很會唸書就不得了了。」

「逛百貨公司買東西很開心吧？那你就要好好念書、好好賺錢，以後自己才有能力買漂亮的東西。」阿姨帶我逛街、購物、打扮後對我說。

在我對功課的要求只有「完成」，而沒有「寫好」的時候，老師這樣對我說：「你一個女生長得乾乾淨淨，結果給人家看到字寫成這樣（醜），別人會怎麼想？」

之後，當我開始稍微能思考的時候，我發現女人被賦予的基本期待就是「漂亮」，然後「不要只有漂亮」。

我接受了當時大家對我的期待。靠著一點天生的聰明，高中以前我能有不錯的成績，進入前段的學校，但越長越大，我開始認識許多長得漂亮且能力很好的同學，「原來只有漂亮真的不夠用。」

不過後來我的價值觀突然遇到極大的翻轉。

基於父母期待而在高中畢業後直接蹲一年重考班的我，有次和長輩聊天時，我說：「重考班中有位女孩，高中的應屆成績本來就可以上某醫學院，但她還是選擇重考了。」

殊不知，長輩竟問我：「她長得漂亮嗎？」

我反問：「這很重要嗎？我們不是為了獲得更好的成績才蹲重考班嗎？」

長輩說：「重要啊，女人長得漂亮比有腦袋更重要。」

當時 18 歲的我完全不能接受。這和我的認知不同啊！唸書不是什麼困難的事，但在五光十色的網路世代要能定下心來長時間唸書也絕不容易；如果長得漂亮更重要，那我何必待在重考班？趕快去把自己弄漂亮、趁年輕嫁給有錢人不是更簡單？

但我仍非常感謝長輩在我如此年輕時對我誠實，因為最後我終於了解──原來，大多數的男性就這麼簡單。

於是，聰明懂得利用自己外貌優勢的女性，願意花錢受皮肉痛而整形，讓自己更自信。接著，待整體運勢好起來，進而利用父權主義以退為進的女性，更不在少數；但能發覺自己正在被女性利用外貌爭取機會或以退為進的直男則極

少，即使有意識被這樣利用卻還能做出違背本能的直男，更是鳳毛麟角。

現實的挑戰與考驗是無情的，通過了才是真正長大。當我擁有的不只是漂亮的皮囊，而是逐漸不再為情所困、有自己獨有的姿態、有合宜的處事的方法，我可以自信地說，

我是美麗而剽悍，婦產科醫師，張瑜芹。

女人應找自己、做自己，更愛自己

這本書不僅分享女人身體的醫學知識，也分享我認為女人之所以為女人的原因，以及女人最美的樣子。

「妳的美獨一無二。」
同是身為女性的我想傳遞的事

每個女人都有自己的美學和對美的定義，或許相似，但不會也不需要相同。只有自己能夠定義自己。

這本女性百科全書嘗試釐清常見的身體和生理迷思，協助女性認識自己的身心基礎，進而理解與定義自己想要的價值和美麗，擺脫社會的束縛。

企盼你我都能在女性的身體裡，感受自己的激情與柔情，也看到自己靈魂與生活璀璨的顏色。

願你的美好來自於你的靈魂，更在生命中大放異彩。

（當然，也歡迎請你的男伴或非女性友人好好讀過這本書，他會更認識與尊重女性，也會更理解你的期待。）

目錄 CONTENTS

第一章 女性之所以為女性：女性的生殖器官

第二章 子宮的每月大會：月經

（第五章） **避孕迷思大會**

女性之所以為女性：

女性的生殖器官

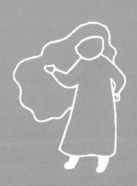

▋認識生殖器官

「醫生，我那邊很癢。」
「哪邊？」
「下面。」
「腳底下面嗎？」（當然，這句話我沒真的說出來）

「這個藥膏拿回去擦在大陰唇，不要碰到小陰唇或尿道、陰道，不然會很刺激。」
「大陰唇是哪裡？」
「⋯⋯」

「醫生，我下面腫起來，可能是巴氏腺囊腫。」
「你這是外陰部的痘痘，它距離巴氏腺的位置還遠得很。」

「醫生，我昨天幫我女友用手自慰，有伸進鮑魚裡面，現在有點紅腫，是不是有可能感染呢？」
「首先，你幫你女友，不是你『女友自己』用手，那就不叫『自』慰，通常稱為『指交』。其次，你其實可以好好地說『陰道』，不僅文雅，而且更精確。」

　　時代在進步，觀念在開放，但是來到婦產科看診對大部分女性來說仍是非常害羞、怯步的事。先不論大家來看診的原因是什麼，大部分患者在描述自己的症狀時，我總能清楚地感受到性教育與性別教育的失敗。失敗到多數女性在面對自己身體構造的名稱時，都無法光明磊落、不帶標籤地好好說出來。這也正是這本書的目標，認識我們自己，進而不會也不必害羞。來吧，一起了解生命與生活的基礎——女性生殖器官。

▍女性外生殖器官

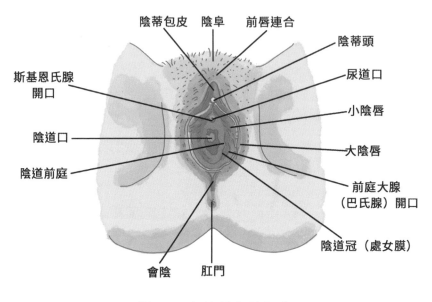

陰蒂包皮　陰阜　前唇連合

陰蒂頭

斯基恩氏腺
開口

尿道口

小陰唇

陰道口

大陰唇

陰道前庭

前庭大腺
（巴氏腺）開口

陰道冠（處女膜）

會陰　肛門

圖 1-1　女性外生殖器官

♥ 外陰部：性器官外露之處，眼睛直接看得到的

當我們面向一名仰躺且雙腿張開的女性，首先最上面有毛髮的地方稱為**陰阜**，往下兩側有陰毛的地方稱為**大陰唇**，往內則是**小陰唇**；再往內，由上而下分別是尿道開口與陰道開口。陰道跟肛門之間的區域稱為**會陰**。

尿道上面、兩片小陰唇連在一起的地方，就是**陰蒂**。陰蒂的神經分布非常密集，只要經過適度的刺激，就能達到性高潮。（所以不一定需要陰道，關於高潮，後面章節也會介紹）

陰道的開口有一個組織，叫做處女膜；嚴格說來，多數女性的這個組織並不是一層「膜」，而是一個環狀的、有彈性的組織，它可能會因為外力撞擊而受傷、破損；但亦有些女性即使生過小孩，處女膜依然完整；所以用「初次性行為有沒有流血」來判斷這名女性是否為處女，絕對不正確。

自陰道開口朝陰道的方向進去一點點，左右兩側各有一個腺體稱為**巴氏腺**，它會分泌透明狀的黏液，作為進行性行為時的潤滑、避免陰道黏膜因摩擦而受傷。需要注意的是，這個黏液並不是只有性興奮的時候會分泌，只要當有外物插入陰道時，腺體就會分泌黏液。曾經有性侵害案件，被告在

法庭上為自己辯護時說，「原告在事發當時外陰溼潤，顯示對方也處於性興奮的狀態，雙方應屬於合意性交」。所幸，法官並沒有採信這說法。

巴氏腺體分泌的液體（也就是俗稱的愛液），是為了潤滑、保護陰道，而非配合當事人心理狀態。即，跟女性是否「願意」無關。

陰道本身是由非常有彈性的肌肉及黏膜所構成。若你仔細觸摸陰道壁，會發現陰道表面有非常多皺褶，這些可以讓陰道被延長或是擴張其孔徑，以利胎兒通過陰道被分娩出來。在目前的研究中認為，這些皺褶的出現與性交的愉悅無關，而是為了生產時的擴張所用。

陰道裡的主要菌叢為乳酸菌，因此陰道分泌物會有淡淡的酸味；這弱酸的環境有助於維持陰道較不容易被其他細菌所感染。

▎女性內生殖器官

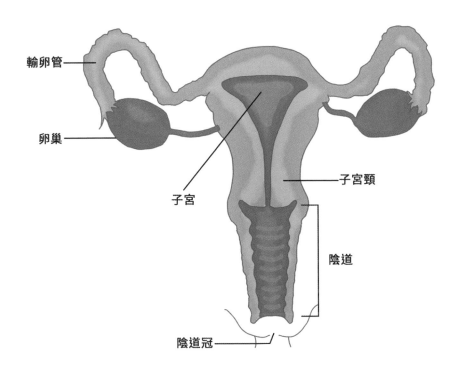

輸卵管

卵巢

子宮

子宮頸

陰道

陰道冠

圖 1-2 女性內生殖器官

接著，我們進入到內部器官的層次，其實女性的生殖器官很單純，就是「子宮」、「卵巢」和「輸卵管」。

正常的子宮大小約為一個拳頭大，在生育年齡時可以讓受精卵著床、孕育新生命。子宮與陰道的分界是子宮頸，子宮頸上也有分泌黏液的腺體，可以作為屏障子宮內與相對比較多微生物的陰道環境。

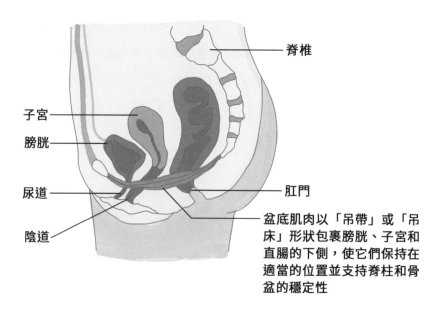

脊椎

子宮

膀胱

尿道

陰道

肛門

盆底肌肉以「吊帶」或「吊床」形狀包裹膀胱、子宮和直腸的下側，使它們保持在適當的位置並支持脊柱和骨盆的穩定性

圖 1-3 女性骨盆腔器官

另外，補充一下子宮的鄰居——「膀胱」跟「尿道」。相對於男性射精與尿尿的通道為同一條，女性則是分開兩處。這也是為何懷孕後因為嬰兒的壓迫，準媽咪可能更頻尿，又或特定性行為的姿勢會刺激到陰道前壁，如果此時膀胱裡有些尿液，就可能會有想尿尿的感覺，也因此有潮吹的爭論與迷思（到底是愛液還是尿液呢？）。最後，子宮跟陰道再往後則是直腸。

陰道、尿道、直腸均是布滿神經、相當敏感，並且會互相壓迫到彼此的器官，這也是為何性交的種類與快感會因人而異的原因。請記得，雖然大部分的人有著相同的器官，但不代表我們會有相同的快感；就跟每個人的個性與喜好不同一樣，因此不用為了自己的性交姿勢不多而覺得掃興或是自卑。儘管器官一樣、機轉一樣，每個人的感受仍不同。

冷知識

尿尿時下面痛痛的，到底是尿道痛還是陰道痛呢？

尿尿痛的話，多半是尿道的問題哦。只是因為這兩者的位置鄰近，所以也可能彼此感染。

另外，陰道和尿道雖然鄰近，卻是兩個完全不同的結構。尿道的上方是膀胱，負責儲存和排放尿液；陰道的上方則是子宮，與生育和月經有關。兩者之間沒有相通的道路。所以，下次當有人說尿道和陰道是同一個地方時，你可以大聲告訴他們事實真相！

最後，來到生命的寶庫「卵巢」。卵巢大小約 3～5 公分大，隨著年紀漸長，進入更年期後會漸漸地萎縮。卵巢透過卵巢韌帶與子宮相連，樣子就像一個人雙手叉腰般，身體是子宮，雙手就是卵巢。卵巢負責排卵與分泌雌性素，也分泌極為少量的雄性素。且輸卵管則是子宮與卵巢之間的橋樑，輸卵管的尾端彷彿傘一樣地張開，接住每個月卵巢排出來的卵子，並透過輸卵管裡的纖毛，把卵子或受精卵往子宮腔的方向帶。

如果卵子沒有受孕，將它排出來之後會怎麼樣呢？答案是它會凋亡、分解，然後被身體吸收。排卵與子宮內膜的變化就成為大家熟知的月經，更多關於月經週期，還有對子

宮、卵巢的理解、相關疾病與注意事項，我們在後面的章節會詳細描述！

坐姿真的會影響到骨盆和健康嗎？

　　為什麼女生和男生在走路的時候，姿勢看起來有些不同呢？又為什麼有些椅子坐起來特別不舒服？（不是坐墊喔）答案可能就藏在我們的骨盆裡！

　　首先，我們得先了解男生和女生的骨盆差異。女生的骨盆通常比較寬且淺，比較接近西餐喝湯時寬闊的碗。而男生的骨盆比較狹窄且深，像是吃燉飯用的深盤。而這樣的差異，普遍的說法是在進化過程中，為適應女性生育需要而逐漸發展出男女的差別，這也是為什麼當女生穿高跟鞋時，臀部會特別突顯，因為骨盆的形狀和角度都和男生不同。

　　那麼，這些差異又如何影響我們的日常生活呢？其實，骨盆的形狀和位置會影響到我們的坐姿和站姿。例如，有些女生可能會發現，長時間坐著時，下背部容

易感到酸痛，這可能就是因為骨盆的形狀所導致的。

　　話說回來，你知道長時間的不良坐姿，會對骨盆和健康造成什麼影響嗎？當我們長時間地坐在椅子上，尤其是坐在太軟或太硬的椅子上，骨盆可能會傾斜，這會增加脊椎的壓力，導致背痛或腰痛。而且，不良的坐姿還可能影響到我們的消化系統和血液循環喔！

　　坐在椅子上時，調整坐姿讓骨盆保持正確位置很重要（二郎腿當然不行），又或試著將小墊子放在腰部協助支撐與穩定，也可嘗試以正脊坐墊幫助維持骨盆的正確位置。（當然，有專業人士或醫師推薦的尤佳）

　　最後，有沒有最好的姿勢？有！就是下一個姿勢！每隔一段時間，站起來走走，伸伸懶腰，讓骨盆和脊椎都能得到休息。

第二章

子宮的每月大會：

月經

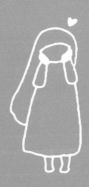

正常月經

💜 月經的形成與週期

在談論因月經帶來的常見疾病之前，我們先來了解月經是怎麼形成的與月經週期是怎麼回事。

月經，是每個月都會經歷的事情。週期以「月經來的**第一天**」作為開始，到下一次月經來的前一天，就是一個完整月經週期。月經週期之間，身體經歷了最重要的一件事──**排卵**。

每個月月經來潮時，我們的荷爾蒙就會開始作用，促進卵巢裡濾泡的成熟，並且讓子宮內膜增厚，以利卵子受精後著床開始發育。這當中會有一顆卵脫穎而出，並在排卵期被排出；這段月經來到排卵之間的時間稱為**濾泡期**。

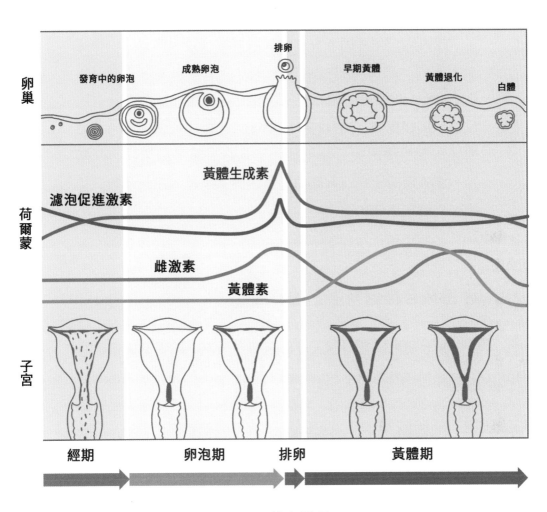

卵巢 發育中的卵泡 成熟卵泡 排卵 早期黃體 黃體退化 白體

荷爾蒙 黃體生成素 濾泡促進激素 雌激素 黃體素

子宮

經期 卵泡期 排卵 黃體期

圖 2-1 排卵過程

濾泡排完卵之後，會退化成黃體並分泌黃體素，以穩定子宮內膜，讓受精卵可以到子宮內著床；如果沒有受孕，則 14 天後黃體會萎縮、子宮內膜剝落，進而形成下一次的月經。排卵後到下次月經來的前一天，這段期間則稱為**黃體期**。這邊要提醒，月經不是卵子本身，而是卵子沒有受精後，隨著期間變化而剝落的子宮內膜；以及內膜剝落後，彷彿破皮而造成的出血

♥ 造成月經週期不一的原因

　　濾泡期是影響每個人月經週期長短不一的主要因素。有的人濾泡發育較快，7 天就可以排卵；有的人濾泡發育較慢，可能要 21 天才能成熟，再加上黃體期的時間（時間比較固定，約為 14 天），因此月經 21 天到 35 天來一次都在正常且可接受的範圍。要是你不在這個範圍內，但有固定週期、沒有造成其他生活的困擾，也沒有其他荷爾蒙的異常，那不是「月」經也不用過度緊張。（還是擔心怎麼辦？就找醫師聊聊吧！）

值得注意的是，**並不是所有從陰道流出來的血都是月經！只有排完卵後、沒有受孕，而使子宮內膜剝落所造成的出血，才能稱為月經；其他出血統稱為異常出血**，我們在後面的章節會協助你，試著分辨你可能是哪種原因的出血。

♥ 月經與荷爾蒙之間的關聯

　　如果你想再多了解一點關於月經的知識，可以試著了解我們體內的荷爾蒙是如何影響月經週期的！

　　荷爾蒙系統分為三個層次。最上游的是我們大腦的下視丘，它會製造**促性激素釋放激素（Gonadotropin releasing hormone, GnRH）**。此激素會刺激中游的腦垂體前葉，分泌**促濾泡生成素（Follicle-stimulating hormone, FSH）**跟**黃體生成素（Luteinizing hormone, LH）**。這兩個激素則會影響下游的卵巢，除了每個月都有成熟卵子生成並排出外，還會製造雌激素與黃體素。

　　正常的時候，荷爾蒙的分泌會有採煞車的機制，不會無止盡的分泌任何一種激素：當下游的雌激素、黃體素濃度變

高的時候，促濾泡生成素、黃體生成素，還有促性激素釋放激素會減少分泌，我們稱為「**負回饋**」。

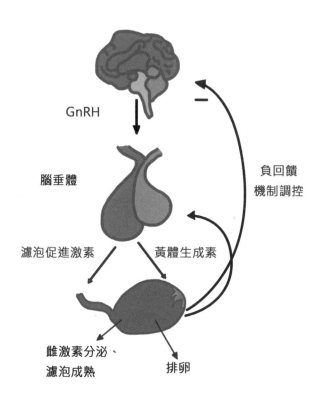

圖 2-2　下視丘 - 垂腦體 - 性腺軸

你可以想像是一家公司，老闆（下視丘）發出指令給中階主管（腦垂體前葉），中階主管再分派工作給最底下的員工（卵巢），由卵巢去製造卵子、雌激素和黃體素。

這是一家勞資關係非常好、員工心聲可以上達天聽的好公司，當底下的員工製造出很多雌激素跟黃體素，覺得有點累時，會反應給中階主管知道，此時中階主管就會讓他們輕鬆一點，少分派一些工作給卵巢；同時中階主管也會告訴老闆：我們這個月的績效已經達成了，可以讓大家稍微喘口氣。老闆從善如流，發出的指令就會少一點——這就是**負回饋機制**。

最後，荷爾蒙影響排卵機轉的原理亦成為部分女性使用避孕藥的機制；這也是避孕藥有時具備「調經」效果的原因。

吃巧克力真的會讓痘痘狂爆？

每次心情不好或是月經前，就想來塊巧克力安慰一下。但總有人說：「吃巧克力會長痘痘！」眞的是這樣嗎？

首先，巧克力本身含有可可、糖和脂肪，過量的糖分攝取可能會導致皮膚油脂分泌增加，進而影響皮膚健康。但這不代表偶爾吃一點巧克力就會導致痘痘爆發。事實上，巧克力中的抗氧化劑還可能對皮膚有益。

「但爲何我每次吃完巧克力，隔天就長痘痘了呢？」

這可能是因其他原因，例如壓力、睡眠不足或是受月經週期的影響，建議可以想想，你想吃巧克力的時候，是否也是壓力大或是忙碌完、熬夜完的時候呢？巧克力雖然可能不是罪魁禍首，但還是建議適量攝取哦！

醫師想提醒你，享受巧克力的同時，也要注意整體飲食均衡，這樣皮膚才會更加健康喔！

▎經痛

　　經痛時，我也吃止痛藥，我的看法是：「止痛藥在正常狀況下都可以正常代謝掉」，依照醫師、藥師的建議服用，對身體沒有太大的影響。

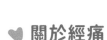

　　「醫師，我經痛很厲害。」
　　「那你會吃止痛藥嗎？」
　　「我怕止痛藥傷身，都能忍則忍，盡量不吃。」
　　「我今天也月經第一天呀！我也經痛，但我吃了止痛藥才能繼續工作呦。」

♥ 關於經痛

　　經痛是多數女性開始有生理期之後，被迫必須面對的不

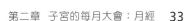

適。我自己身邊就有很多朋友覺得，「下輩子再也不想當女人了，要面對月經跟經痛實在太煩了！」

門診來看經痛的女性也不少，身為第一線婦產科醫師，我們的職責就是區分這些經痛的肇因。

♥ 經痛的種類

經痛有兩種：原發性經痛跟續發性經痛。

原發性經痛的意思是指「單純因為前列腺素釋放，使子宮收縮導致的經痛」。月經來潮時，子宮內膜會釋放出前列腺素，造成子宮的肌肉及血管收縮，這種痙攣的感覺就是經痛。接著，子宮內膜會隨著經血流出而變薄，前列腺素的濃度亦會逐漸降低，如此一來，經痛就會減緩。

簡單來說，原發性就是**相對正常的經痛，因為身體正常機轉而發生的經痛。而續發性經痛就是相對不正常的經痛，即因為疾病或其他先天、後天原因所造成的經痛。**

續發性經痛的常見原因，如子宮內膜異位、子宮肌瘤、

子宮肌腺症，或是生殖器官先天性結構異常等。這樣的經痛有可能在月經正式來前就開始疼痛，也不一定會隨著月經量變少而有改善，有人甚至在月經經血流乾淨了還在痛！

關於子宮內膜異位、子宮肌瘤、子宮肌腺症等常見婦科疾病，我們會在後面的章節說明各自的成因。

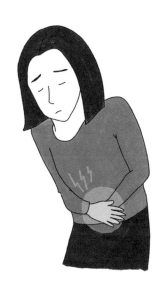

♥ 不正常、持續發生、特別痛的經痛怎麼辦？來看醫生！

　　要**分辨原發性經痛與續發性經痛，最常用的方法就是婦科超音波檢查**。超音波機器在台灣婦產科門診算是非常容易取得的檢查（不同於國外，有些地方甚至要安排時間給專門的超音波技術員檢查，再回婦產科門診解釋病情），只要將探頭放上去滑動一下，就能大致分辨兩者的差異。也因為台灣醫療資源的普及性與可親性高（都市來說），若發生持續又難以忍耐的疼痛時，切記不要忍到病入膏肓才來就診喔。

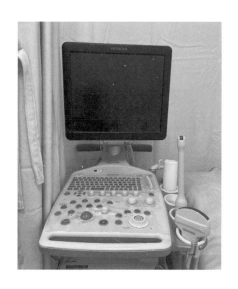

圖 2-3　超音波儀器

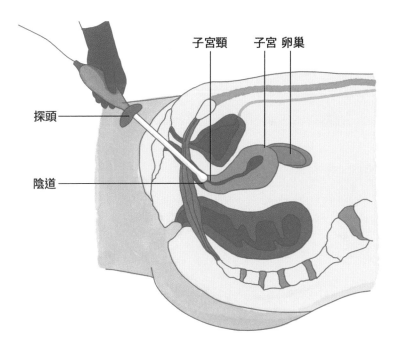

子宮頸　子宮 卵巢

探頭

陰道

圖 2-4　陰道超聲波檢查

經痛常見的中西醫解法

♥ 經痛的治療方式

前面一個章節，我們已經有概念，可將經痛分成原發性及續發性經痛，那麼在治療方式上，兩者會有什麼差異呢？

其實，不論是原發性經痛或續發性經痛，兩者最常見的治療選擇就是服用「止痛藥」。因為止痛藥止痛的原理是透過抑制前列腺素的釋放，達到減緩子宮收縮的疼痛目的。

有些患者反應，**「吃了止痛藥之後經血的量明顯減少，會不會有可能造成經血排不乾淨呢？」**答案是「不會的。」經血是來自於子宮內膜剝落，造成子宮內膜下的小血管出血，並不會因為吃藥反讓經血蓄積，因此，吃止痛藥並不會使子宮內膜或經血排不乾淨。

門診常常遇到明明非常痛、卻忍著不吃止痛藥的患者。我問他們為什麼不服用呢？最常得到的答案就是「怕傷身」

或是「怕成為習慣，以後會越吃越重」……這完全是錯誤的觀念。

　　止痛藥主要是以腎臟代謝為主。一位腎臟功能正常的女性，只要依照藥品指示的建議劑量服用（一般是一天兩次到三次），是完全不會影響腎臟功能的！這也是我自己會願意服用的原因。

　　同時，民眾至一般藥局，能夠買到的止痛藥就是乙醯氨酚（也就是普拿疼），及非類固醇類的消炎止痛藥，如布洛芬或是國人常去日本買回來的 EVE（這邊不討論常見成分因國家地區差異的適法性問題，而是討論生活中常見解方的成分，這類止痛藥不是鴉片藥物，所以不具成癮性。）

　　不管是原發性或是續發性經痛，如果真的發現自己對止痛藥的需求不斷攀升，應該盡快尋求醫師的協助，檢查是不是有其他疾病因素造成經痛，也就是其他續發性經痛的情況。

　　續發性經痛的患者，如果吃了止痛藥症狀仍舊沒有改善，則可以考慮其他第二線的治療，例如避孕藥、單方黃體素，或是子宮內投藥避孕器等方式。透過調控子宮內膜細

胞的生長，來達到減緩經痛的目的。另外，如果是肌瘤造成的疼痛，或是因先天生殖器官的結構異常所導致的經痛等原因，則需要考慮以手術方式來處理，達到根本的治療。

♥ 經痛一定要吃西藥嗎？

「我有用中藥調理，這有效嗎？可以吃嗎？」
「我可不可以不吃西藥，單單用中醫的方式來調理呢？」

這也是門診時常常被諮詢的問題。

但，畢竟我不是中醫師，只是需要特別提醒，**中藥雖然會依據身體狀況調節藥性，卻仍舊是藥物喔！**中醫調理沒問題，但仍建議定期回婦產科門診檢查追蹤，確保沒有新的病灶或是惡化的情況。婦產科西醫的超音波或其他檢查，可以讓醫師與你自己更了解身體的狀況。

💜 中醫常見的月經調理作法

　　另外也提一下常見的中醫調理月經作法，主要分成「針灸刺激穴道」以及「藥物調理」。

● 針灸

　　以活絡骨盆腔的血液循環，試圖達到解緩疼痛的目的。平常也可以自己按摩、刺激幾個穴道來止痛。

❶ 三陰交穴：足內踝尖（腳踝內側）往上約四根手指寬
❷ 血海穴：膝蓋骨內側邊緣往上兩指橫寬

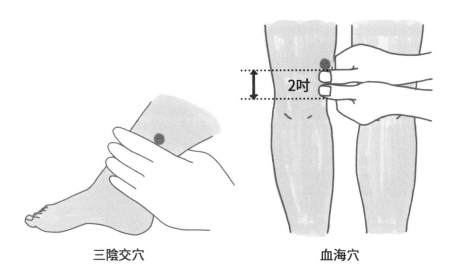

2吋

三陰交穴　　　　　　　　血海穴

❸ 關元穴：肚臍下方約四根手指寬

❹ 子宮穴：關元穴左右兩側，約三根手指寬

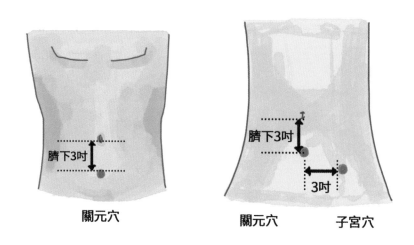

圖 2-5　刺激穴位以緩解經痛

● 藥物調理

　　藥物調理也是以行氣活血化瘀、活絡骨盆腔血液循環為主，但因每個人體質不同，建議還是要找有執照的中醫師開方，千萬不要自己到藥房抓藥喔！

吃冰讓經痛更痛或月經不順是真的嗎？

　　女生成長過程一定常常聽到長輩耳提面命：吃冰會導致經痛或月經不順，冰要少吃一點。這究竟是眞的還是假的呢？

　　學理上，因爲人是恆溫動物，不會因爲喝冰水、吃冰就讓核心體溫降低，更不會因此讓子宮收縮變得更厲害，或是使血液凝固排不出體外。但實際上，確實有人只要不吃冰，月經就會變得較爲順暢、經痛也不那麼厲害，所以建議每個人依照自己的身體狀況做調整。

經常吹冷氣會導致經痛更嚴重？

　　夏天到了，冷氣成了我們的好朋友。但總是有人說：「吹太多冷氣會讓經痛更嚴重！」這是眞的嗎？

　　事實上，長時間待在冷氣房內，確實可能會導致身

體受涼，影響血液循環，進而加重經痛。但這並不是說冷氣本身會導致經痛。

「那我應該怎麼辦？」

建議吹冷氣時，避免直接讓冷氣吹向身體。此外，可以定時開窗通風，確保室內空氣流通。（內循環涼的快，但換氣效果也可能降低）冷氣是夏天的救星，但使用時仍要注意，確保身體健康！

▍月經來不停

「醫生，我這幾個月每次都以爲月經要乾淨了，結果又突然出一點血，害我都一直墊著護墊，覺得要崩潰了。」
「那你最近一次月經來的日期是什麼時候呢？」
「呃……我沒有在記。」

「醫生，我月經不順。」
「怎麼個不順的方式呢？」
「每次一開始都是一點點咖啡色的，然後這樣滴好幾天，才會正式來大量的經血。」

♥ 何謂正常的月經？

正常月經一般來說不會超過 7 天。假如出血已超過 10 天，我建議儘速到婦產科給醫師檢查。大家可以先自我檢視，但請還是以醫師的診斷與檢查結果為準，不要自己當醫師，反而耽誤了病情喔。

♥ 排卵期出血

首先我們之前談到月經週期。週期是從月經來的那天當作週期的開始，從月經來到排卵的這段時間稱作濾泡期，排卵後到下次月經來的前一天這段時間稱為黃體期。在排卵期的前後幾天，因為荷爾蒙有著比較劇烈的波動，使得內膜不穩定，導致排卵期出血。排卵期出血的時間長短跟出血量每個人不太一樣，甚至同一個人在不同週期的排卵期出血也會表現不一；有的人可能上完廁所擦拭的時候才發現有少量的血在衛生紙上，但也有的人出血量多到要用衛生棉。

♥ 黃體不足的出血

另外一種出血則是發生在下次月經快來的前幾天,通常會是少量的咖啡色或粉紅色出血。

門診常聽到的敘述就是,「月經來超過 10 天,但是月經一開始來的量不多,要三五天後才會有大量的鮮血流出。」這樣發生在月經來前幾天的出血,稱為黃體不足的出血。

排卵後,我們的卵會退化成黃體,黃體分泌出黃體素,以維持子宮內膜的穩定。如果有受孕,則受精卵可以到內膜著床;若沒受孕,則 14 天後黃體萎縮,子宮內膜剝落,形成下次月經。**若是當月排卵後的黃體無法維持 14 天,內膜提早剝落,就會造成黃體不足的出血。黃體不足的出血,一般不需要特別治療,但患者若當前有受孕需求,這可能是造成容易流產的原因之一,**此時就必須求助醫師給予適當黃體素支持。

還有**很多其他可能會造成非經期出血的原因,例如子宮裡長息肉、子宮內膜增生、子宮肌瘤、子宮肌腺症,**凝血相關疾病、肝腎相關疾病導致的凝血異常、荷爾蒙問題如多囊

性卵巢、甲狀腺疾病、腦垂體疾病，甚至是癌症等等，總之，異常的出血最好還是到診間給醫師檢查一下比較放心喔！

特別提醒 有異常出血的問題時，可以直接求診，不需要等出血停了才去看醫生喔！

冷知識

進診間前真的需要這麼多的準備嗎？還是醫生太挑剔？

每次到婦產科看診前，醫生或護士總是會被提醒要帶健保卡、手機，還要記得最近一次月經的開始時間。真的要那麼麻煩嗎？

其實，這些都是為了確保診療的順利和準確。健保卡是確認你的身分和享有的健保權益（更別說現在都有健保健康紀錄可以查閱）；手機可以快速查詢或記錄重要資訊；而知道月經的開始時間，則有助於醫生判斷你的健康狀況。

另外，去婦產科時，最好不要穿絲襪連身褲、綁帶長靴或多層次的穿搭，這樣有利更快速地進行檢查。（通常外面都會排隊）所以，下次去診所時，記得做好這些準備，讓醫生有更充分的時間與更專心爲你診療！

▎月經遲到、不來

「醫生，我月經很久沒來了。」
「你上次來是什麼時候？」
「很久了，大概 10 個月前。」
「！！！！！？？？？？」

「醫生，我月經兩三個月沒來了。」
「好，我幫你照個超音波先看一下，如果沒看到什麼異常，還是會給你驗個孕喔！」
「我有多囊卵巢，應該不太容易懷孕。」
結果超音波探頭一放上去就看到，子宮裡面有一個活蹦亂跳的胎兒……

如果你因為月經遲來而到婦產科求診，基本上婦產科醫師第一件而且一定會做的就是「驗孕」。

　　確認有無懷孕是非常重要的事，不僅是影響月經的主要原因（這也是月經本來的目的，判別懷孕生產的週期機制），更是因為有些藥物於懷孕的時候不適合使用，必須格外小心。

　　談到月經沒來在與懷孕有關的情況中，比較嚴重的是「子宮外孕」。簡單來說就是受精卵沒有著床在子宮中，而是在輸卵管中發育，可以想想：細細長長的管子慢慢地被成長中的受精卵撐開會發生的狀況；所以，子宮外孕若沒有即時發現，有可能因為輸卵管破裂而造成大量內出血，是會有生命危險的！

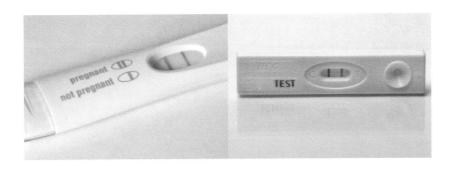

圖 2-6　驗孕方式。左：驗孕棒、右：驗孕盤

♥ 除了懷孕，還有什麼原因會造成月經遲到？

當然，還有一些特別的原因會造成月經沒來，例如腦垂體的疾病、甲狀腺疾病、泌乳激素過高、多囊卵巢症候群等等，或者是單純地因為產後哺乳的媽媽、工作考試壓力大的學生跟上班族，還有一些體脂肪率太低（常見於運動員或是採取激烈手段減肥）的女性，都有可能造成排卵不穩定、導致月經沒來。

一般我們建議，若三**個月月經沒來**，建議要找醫生確認狀況。倘若排除懷孕可能，**就要「催經」了**，因為子宮內膜在雌激素的刺激下仍未定期剝落，**久了就有可能造成子宮內膜病變，甚至演變成癌症**。

婦產科偶爾會遇到剛進入青春期的女孩被媽媽帶來看診，可能是**初經來過幾次後，又好幾個月沒來了**。這時候不用太擔心，初經來的頭兩年，因為體內的荷爾蒙調控尚未非常穩定，突然幾個月沒來也沒關係。

另外一種月經很久沒來的狀況，常見於 **40 多歲的女性，也就是接近更年期的女性**，雖然台灣女性更年期的平均年齡大約是 50 歲左右，但的確有些女性更年期來的比較早。同

樣的，若以排除懷孕，身體沒有特別不舒服，再觀察看看就可以了。

月經量怎樣算太多？
怎樣算太少呢？

♥ 關於經血量

「醫師，我月經來時都有血塊，這樣是不是不正常？」

「醫師，我月經來都爆量，每個小時都得換衛生棉，晚上睡覺都要穿褲型的衛生棉才不會漏出去，這樣是不是不正常？」

「醫師我月經來的量越來越少，以前都能維持 5-7 天，但最近半年才 3 天就差不多沒了，這樣是不是有問題呢？」

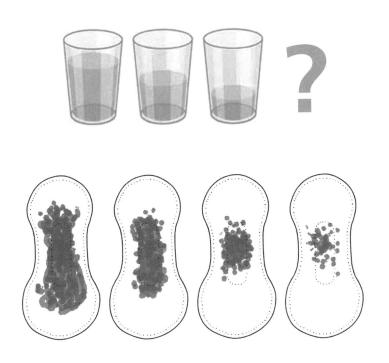

圖 2-8 經血量到底多少才正常呢？

根據現下婦產科醫學教科書的指引，每位女性每次月經來的出血量約為 40 ～ 60 毫升，每次經期約在 7 天左右。

不過，一般情況中，並無從得知自己的經血量究竟有多少。我們會使用生理用品，讓血吸收在衛生生理用品上；但即使用秤重的方式來測量，也有可能因為水分蒸散，而無法測得真實的數據。那麼，究竟婦產科醫師如何評估經血量是否太多或太少呢？

其實主要還是**依照更換生理用品的頻率來評估**。例如「生理期量多的時候，會需要每個小時都更換衛生棉嗎？」或者「會不會白天也要使用夜用／加長型衛生棉？」有時醫師也會問問看患者「需要同時使用兩種生理用品嗎？（如月經杯加衛生棉、棉條加衛生棉等等）」

♥ 經血量偏多偏少的可能原因

「量多」通常會需要做詳細的問診，輔以內診及超音波。

問診的時候，醫師會特別詢問患者，有沒有在補充什麼

食物、健康食品，甚至是中醫草藥，例如：人參、當歸便是可幫助活血的食物，吃了會使出血變多或時間拉長。

而內診及超音波檢查則是要看看患者是否有子宮肌瘤、子宮內膜異常增厚或是子宮卵巢的其他病灶；若有這類病灶，一般要移除發病原因，才能真正改善症狀。（子宮肌瘤和卵巢囊腫後面會提到）

量少，大部分都不需要我們教患者如何評估，因為只要比往常少，大家都會自己留意到。

雖然說年紀漸長後，經血量確實會比青少年時期或 20 多歲時較少，但仍有患者會說「現在月經來只剩兩天，就會完全乾淨，甚至不需要用到真正的衛生棉，用護墊就可以了。」還有些會自己嚇自己的患者說，「我現在擦才會看到血，是不是更年期了？」

其實如果月經週期還算準確，基本上就表示身體的荷爾蒙調控是沒有問題的，但還是可以考慮做些檢查，例如**驗孕**，很多女生以為這次月經量很少，其實是懷孕初期的出血；也可以抽血做檢查，因為其他的內分泌，例如甲狀腺功能異常，也有可能會影響我們的月經表現。

特別要提到的是，有患者跟我反應，「我經痛吃了止痛藥之後，整個月經就像鎖起來一樣，量突然變得很少，這樣會不會使經血沒排乾淨？」這是不會的。月經只是子宮內膜剝落後，內膜後面的血管因為裸露在子宮腔而造成出血，而非每個月儲蓄在子宮裡的血。身體有無異狀的重點是子宮內膜有沒有定期剝落，而不僅是出血量的多寡，所以不需要因此忍痛不吃止痛藥喔！

到目前為止，月經、經痛的介紹告一段落，接著我們聊聊其他的婦科常見的疑問、困擾與疾病。

衛生用品這麼多，該怎麼挑選適合自己的？

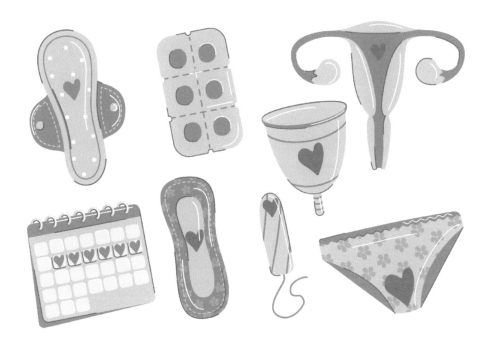

教育部於 2023 年 08 月 01 日起，共挹注一億兩百萬元，在全國高中以下學校設置定點免費提供衛生棉，讓臨時有衛生棉需求的學生可以應急。另外，針對高中以下不利處境學生，採取額外發放生理用品實物或兌換券，尊重學生使用習慣外，亦教導他們認識不同種類的生理用品，減少面對月經期間身心窘迫的情境。

跟我同年齡的女生，許多人第一次接觸衛生棉，可能是小學五六年級的某一天，有衛生棉廠商進入校園禮堂，針對女孩們講解衛生棉怎麼使用吧。

隨著時代演進，現在衛生棉除了有翅膀、沒翅膀，還依照材質分成純棉款、不織布款，夜用、日用（量多量少）、護墊、褲型衛生棉……，更有布衛生棉進入生理用品的市場。衛生棉之外，尚有衛生棉條、月經褲、月經杯、月亮碟片等生理用品，琳瑯滿目的產品究竟該怎麼挑選自己適合的呢？或者女友月經突然來，要你下樓幫忙買衛生棉，直男到底要怎麼買，才不會買錯被扣分？現在就讓醫師來為大家做個總整理！

♥ 衛生棉

衛生棉是目前生理用品使用的大宗，最主要的優點就是非侵入性、一次性使用，用過即丟，只要不超出正常範圍時間使用，衛生棉確實挺「衛生」的。

但這樣用過即丟的便利性也有缺點，因為衛生棉基本上都有外包裝，加上衛生棉本體的防水層與黏貼在內褲上的背膠，這些材料原則上都是無法自然分解的耗材；若以一個女性一輩子可能經歷約 400～500 次的月經週期來說，這樣產生的垃圾量恐怕超乎想像。另外，衛生棉對於經濟弱勢的女性也是一筆負擔，假設每天要換 5 次衛生棉，一次生理期為期 5 到 7 天，一次生理期可能會用上 20 至 30 片衛生棉；若一片衛生棉以 10 元計算，一個月就要花 200 至 300 元在生理用品，一年就是 2400 至 3600 元；一輩子來 400 次月經，至少就花費 100 萬元！這還沒計算通貨膨脹造成物價上漲的價格，所以政府針對不利處境的女性提供生理用品的發放，真的是一德政。

● 以出血量選購適當的衛生棉

一般月經第一天經血量不會馬上非常多，所以護墊或者一般日用的衛生棉綽綽有餘。第二天至第三天通常是經血量最多的時候，所以可以選購上面額外標示「量多」的衛生棉，也建議多準備幾片衛生棉，因為這兩天可能會頻繁更換。第四至六天通常量就會明顯變少，用一般日用的衛生棉就可以；第六至七天通常出血量變得非常少，用日用衛生棉顯得浪費，這時候用護墊即可。

正常人晚上不會起床尿尿，所以可以選用夜用衛生棉或是褲型衛生棉，除了可以吸收比較大量的血外，加長加寬的尾翼還可以減少翻身時的血液外漏。

● 以外型分成有翅膀與沒翅膀

翅膀就是指衛生棉兩側吸血材料的範圍，翅膀上有背膠，可以在衛生棉墊上內褲後，反摺黏在內褲外側面，減少衛生棉因為活動而變形造成外漏；不過有些皮膚敏感的人，可能對翅膀摩擦大腿根部內側感到不舒服。

液體衛生棉是什麼？

　　液體衛生棉並非真的是「水水的」、「會流動的」衛生棉，這是台灣廠商在翻譯時造成的錯誤理解。液體衛生棉的材質 Flex Foam TM 是運用專利技術，將液態的泡棉固化成物體，以達到高吸收、更貼合人體、減少因劇烈活動而導致衛生棉變形產生外漏的生理用品。簡而言之，它還是衛生棉，只是材料不太一樣而已。

♥ 布衛生棉

　　布衛生棉通常會使用多層棉質、親膚材料作為吸水層，一樣會依照吸血量分成不同大小的尺寸。在最底下會有一層防水布料，讓大量經血無法滲透出去，而且這層防水布料多半會印製成漂亮的圖案，讓女性更有消費的動機。

　　布衛生棉並沒有傳統衛生棉的背膠，它是利用在「翅膀」處釘上子母扣，固定衛生棉在內褲上的位置，效果確實不佳。

　　儘管布衛生棉大幅降低經期垃圾的產出，不過也不是完全零缺點。例如，如果我出門在外的時候使用布衛生棉，換下來的衛生棉通常無法馬上清洗，而是會放到乾掉，待回家才洗，這時候清洗會比較困難；辛苦工作回家還要花一道工清洗衛生棉，可能降低長期使用的意願；另外，使用布衛生棉也增加清潔用品與水資源的消耗，再者，布衛生棉並不能永久使用，還是有耗損的時候；清潔不夠乾淨、晾不夠乾亦可能造成會陰部肌膚不適。

🖤 衛生棉條

　　從衛生棉條起的生理用品就屬於侵入性產品了，但不代表沒有性行為的經驗就不能使用！因為陰道冠，也就是俗稱的處女膜，是一圈軟組織，中間有一個小洞可以讓經血通過，所以即使沒有性行為經驗也可以從這個地方將衛生棉條放入陰道中，只是會需要一些練習與適應。由於陰道只有外三分之一比較有感覺神經，通常棉條末端只要能放進陰道內2～3公分以上，就不會有異物感了。

　　衛生棉條也會依照可吸收的經血量分成量多、量少型。女性可能會有疑問：「我怎麼知道我需要換棉條了呢？」一般來說，棉條如果吸滿血液，會有些許往下滑至陰道下段，女生會感覺陰道內有異物感，這就是要換棉條的徵兆。不過，站在婦產科醫師的立場，我還是會建議每次上廁所都要換棉條，因為棉條尾端幫助拉出棉條的棉線，可能會在如廁時沾到屎尿，這樣實在不太衛生了。

● 使用衛生棉條可能造成的問題

　　有時候衛生棉條因可以讓女性擺脫經血沾住外陰部的黏

膩感，而忘了陰道內有衛生棉條的存在，這樣非常危險。棉條長時間放在陰道內沒拿出來，輕會造成陰道感染、有惡臭的分泌物，重則可能造成「中毒性休克綜合症 toxic shock syndrome」（簡稱 TSS），是一種皮膚上的金黃色葡萄球菌與溶血性鏈球菌所產生的毒素，在女性體內會造成發燒、低血壓、腹瀉、皮膚紅疹等症狀，嚴重的更可能導致肝腎衰竭、休克、昏迷，甚至是死亡的情況。

● 「導管式衛生棉」與「指入式衛生棉」差別

導管式衛生棉指衛生棉條起初擺放在像針筒的導管內，置入時，女性將導管伸入陰道約 2 ～ 3 公分，然後向打針一樣，把內管推進，將棉條放進陰道內。優點是在放置的過程中，手指不會沾到經血，缺點就是會額外製造出塑膠垃圾。

指入式衛生棉則是將棉條從塑膠包裝取出後，必須自己用手指將棉條放進陰道內。請記得，手務必要洗乾淨才能使用，但可以減少塑膠垃圾的產生。

題外話：有次看診時，診間來了一個患者說，最近陰道有惡臭的分泌物。一兩個月前的暑假，她到水上樂園玩，當

時遇到生理期，而使用棉條，後來就開始出現不好聞的分泌物。「男友說性行為的時候，覺得我陰道裡有點怪怪的。」我以鴨嘴打開患者的陰道，看到一個放了不知道多久的棉條，整個變成灰綠色，而且散發著惡臭，直到下診味道都沒散去，真是畢生難忘。

❤ 月經褲

月經褲跟褲型衛生棉是類似的產品，只不過月經褲可以重複清洗、穿著。然而，月經褲雖然也有分量多量少的款式，但我覺得它沒辦法應付月經第二天、第三天的出血量，還是必須搭配衛生棉條、月經杯、月亮碟片使用。

❤ 月經杯與月亮碟片

月經杯與月亮碟片是這幾年非常劃時代的發明。

它們主要都是醫療級矽膠的成分。顧名思義，它們一個呈現杯狀，一個呈現深圓盤狀，可以承裝比衛生棉或棉條更

大量的經血；經過適當的消毒後可以重複使用，大幅減少塑膠垃圾的產生。月經杯與月亮碟片也都是沒有性經驗就可以嘗試使用的生理用品，但會需要更多時間嘗試，才能找到順手放置與取出的方法。

一般我會建議，初次要嘗試使用月經杯或月亮碟片的女性，找一個乾淨舒適的如廁環境。你可能會需要蹲著或者抬起一隻腳踩在馬桶邊緣，然後將月經杯或月亮碟片摺疊到較細小、容易塞進陰道的大小；順利放進陰道後，月經杯／碟片會自己彈開，變成可以承裝經血的容器。

取出的時候，因為陰道本身的肌肉張力，有時候會導致月經杯／碟片與子宮頸產生真空，故取出時會有股強烈的吸力，硬扯會痛，這時要透過肚子施力（像是大號時肚子用力般），讓空氣進入子宮頸與月經杯／碟片之間，就能順利解開真空，將月經杯／盤取出。

這樣重複使用的侵入性生理用品，清潔變得非常重要。一般會建議將月經杯／碟片用熱水煮沸再晾乾，收納在乾燥的地方備用。也有人用假牙清潔錠浸泡後，洗淨陰乾；若家裡有嫩嬰還在用奶瓶的話，也可以放進奶瓶蒸鍋中消毒。

特性	優點	缺點	價格
衛生棉	一次性使用	材質、尺寸等選擇性多，正確使用下，相對衛生	製造許多垃圾，長年用下來價格不菲	一片約5～15元不等
布衛生棉	可重複使用	肌膚觸感佳，減少塑膠垃圾產生	清潔上較費工	一片約100～250元不等
衛生棉條	一次性使用	減少肌膚與經血接觸的黏膩感，生理期來也能泡溫泉、玩水	忘記拿出來會造成感染	一個約5～20元不等
月經褲	可重複使用	沒有衛生棉的不透氣感，搭配衛生棉條或月經杯／盤，大幅減少經血量大時，會側漏或沾到外褲的焦慮感	無法完全取代其他生理用品的功能	一件約800～1300元不等
月經杯／碟片	可重複使用	可以較其他生理用品承接更多經血、生理期來也能泡溫泉、玩水	使用上需要花較多時間練習才能上手	一個約800～1500元不等

第三章

常見的女性疾病

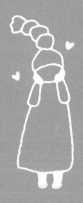

▋「悶臭癢」是最常見 也最惱人的問題

♥ 分泌物白帶，爲何不是白色的？

女孩子進入青春期後，內褲上會開始出現白白的，或半透明，或有時帶點黃色，還有點特殊味道的分泌物，媽媽這時就會告訴你，「這是白帶」。

不過白帶應該怎樣才算「正常」呢？好像也沒有人能具體描述。許多人對白帶多、且有特殊氣味，又或覺得白帶好像哪裡不一樣又說不上來，甚至只是看到內褲上有跟平常不一樣的分泌物，就會有點緊張，擔心自己是不是陰道健康出了什麼問題。那麼白帶多到底代表什麼呢？白帶有味道是不是陰道炎的關係？白帶突然不「白」了，要不要看醫生呢？

這個章節我會先列出白帶的常見疑問，下個章節再針對陰道分泌物的顏色及相對應的可能疾病作解釋。

🩶 白帶是什麼？

陰道為了讓內部的酸鹼值平衡以保持菌種生態，會穩定地產生分泌物來抑制黴菌、細菌的繁殖，進而維持陰道本身的健康。擔當此重任的分泌物，會從陰道中流出來，殘留在內褲上，就是我們看到的白帶。所以**陰部會經常因為分泌物而維持溼潤狀態，這分泌物與白帶的出現絕對是很正常的現象。**

🩶 白帶變多是正常的嗎？

一般來說，在十五、十六歲月經初潮之後，就會開始有白帶產生。其實在一個月中，幾乎每天都會有白帶，只是量多量少的區別。**通常來說，越接近排卵期，白帶就會越多，且會比較水，有點像生蛋白那樣的質地。排卵期結束後，白帶又會恢復量少的狀態。**但若有感染的情形，白帶有可能出現顏色、氣味或量的變化。

● 正常的白帶：透明、乳白色或者有點微黃、氣味微酸、
　黏液狀

通常狀況下，正常的白帶會是透明或是呈乳白色的黏稠液體，且多半不會有濃烈的特殊氣味，或是聞起來有一點淡淡的酸味。因應每個人身體狀況的不同，白帶的狀態可能會稍微有些差異，簡單地說，**有白帶是正常的，如果白帶的狀態跟平時一樣，沒有特殊的質地、顏色、異味，陰部也沒有搔癢或刺痛感，都是正常情況。**

醫師告訴你

三種白帶觀察法：
從顏色、氣味、分泌量來觀察

如果白帶不正常，要怎麼觀察得知呢？可以用三種觀察法：

1 顏色

觀察白帶的模樣是不是透明或呈白色的黏液？如果顏色變成黃綠色、或帶血；抑或是維持白色，但質地卻變成如豆腐渣狀，那就不太正常了，最好找醫生檢查一下。

❷ 氣味

　　正常狀態的白帶聞起來是無味或淡淡酸味。如果聞起來有臭味或有魚腥味，也屬於不正常的情況。

❸ 分泌量

　　將白帶的分泌量要與平時的穩定量競相比較，才能知道正常與否，因為每個人的正常分泌量略有不同。但若突然量變大、或是平時明明量多，卻突然變少，都可能代表有問題。

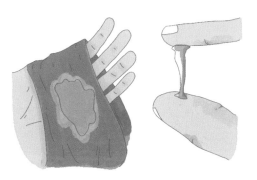

圖 3-1　白帶分泌物是否有異樣，可視察顏色、氣味和分泌量。

白帶、黃帶、紅帶……
分泌物的顏色好奇怪

「張醫師，我最近分泌物很多，而且味道很重。」

「會讓你覺得癢或是痛嗎？」

「不會，就只是量很多而且味道很重而已。我不曉得是不是我上個月生理期來，我用棉條下水玩，後面引發感染問題？」

（結果上內診台檢查，以鴨嘴撐開，發現裡面有一個已經放了一個月的衛生棉條……）

「張醫師，我每次生理期前後，白帶都會變很多，而且很癢。」

「分泌物是什麼顏色的呢？」

「會白白一塊一塊的，像豆腐渣一樣。」

陰道分泌物不同的狀態，例如顏色、氣味、質地，都是為了透露我們身體的健康訊息。以下分別說明不同的陰道分泌物狀態，以及相應的身體狀況。但要先提醒妳，以下的資料只是讓我們可以在看診前，對自己的身體狀況有一些理解，而非對「嚴重狀況」的判斷，最好還是要經由醫生診斷及確認治療方式喔。

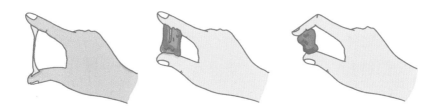

圖 3-2　正常白帶是透明或白色，無味或淡淡酸味，呈黏稠液體狀的。若是在排卵期前後白帶比較多，實屬正常現象。

● 滴蟲性陰道炎：黃綠色、泡沫狀分泌物、有臭味

　　當陰道分泌物呈現黃綠色、泡沫狀、稀薄不黏稠，又有黴味或腥臭味時，可能是感染滴蟲性陰道炎。

　　其他症狀：陰部搔癢，陰道周圍出現灼熱感與發炎，容

易出現泌尿道感染、頻尿、排尿困難。另外，在進行性交與小便時，也可能會有灼熱、疼痛感。

特別提醒 由於滴蟲多半是透過性行為感染，所以如果懷疑自己得到陰道滴蟲，即使伴侶沒有症狀，也需要一起檢查、治療，以避免後續可能產生乒乓球式互相感染喔！

● 黴菌性陰道炎：黃白色／黃綠色、豆腐渣、乳酪狀分泌物

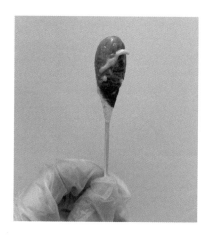

圖 3-3　分泌物變得黏稠、豆腐渣狀，可能是黴菌性陰道炎。

當陰道分泌物變得黏稠、混濁，呈現出黃白色或黃綠色；且分泌物中有豆腐般的塊狀分泌物殘留在內褲上或是可在外陰部的皮膚上看到，就可能是黴菌性陰道炎。這通常是因為陰道環境的酸鹼值失衡，導致好菌減少、念珠菌孳生而導致。

其他症狀：分泌物不一定有特別的氣味，通常陰部會搔癢難耐，但也會有無搔癢症狀的情況。陰部亦可能紅腫破皮、有刺痛、灼熱感。進行性交或小便時可能有疼痛感。

● **細菌性陰道炎：灰白色、稀薄、水狀分泌物、有魚腥味**

當陰道分泌物增加，呈現灰白色，變得稀薄、有魚腥味，可能是細菌性陰道炎。通常是因為陰道環境的酸鹼值失衡，導致好菌減少、厭氧菌孳生的結果。

其他症狀：陰部搔癢、刺痛，性交、小便時疼痛等。跟黴菌感染最大的分別就是有明顯的臭味（魚腥味），但皮膚通常不會有紅腫破皮等症狀。

● **披衣菌、黴漿菌、淋病感染：黃白色、夾雜血絲、量多的分泌物**

當陰道分泌物量增加且呈黃白色，又有不屬於月經的、

不正常的陰道出血症狀時，通常是陰道環境不良，導致細菌增生，破壞子宮頸的保護力，以至於內生殖器受到感染，如骨盆腔發炎，多半是受到披衣菌跟淋病的感染。

其他症狀：症狀通常不會非常顯著。有些人的分泌物會帶有異味，且可能會有下腹疼痛，小便、性交時疼痛，亦可能有噁心嘔吐、發燒的症狀。

● **其他陰部異味原因：汗腺發達、尿液殘留、生理期不夠通風**

除了上面提到的感染發炎的狀況會導致異味產生之外，還有 3 種情況，也會讓陰部有異味：

1. 陰部汗腺、頂漿腺分泌旺盛，易產生汗臭、狐臭味。
2. 如廁後清潔不徹底，或有漏尿問題，使得內褲殘留尿液，產生尿騷味。
3. 生理期時，因為氣候潮溼悶熱，加上衛生棉的使用或衣物不夠通風，也會產生血腥味。

陰道分泌物是為了警告我們身體的狀況與疾病，如果遇到以上的任何狀況，請儘速到婦產科檢查，千萬不要因為知

道可能是什麼病症就掉以輕心。每個人的身體狀況都不同，即使是同樣的病症，對每個人的影響也可能不盡相同，不可自己妄下「這大概沒關係」的判斷！找醫生做檢查，確定確實的狀況，才能得到最妥善的治療。

當然，如果碰到上述的症狀，也歡迎來診間找我聊聊噢！

醫師告訴你

非月經的陰道出血

　　有非月經的出血狀況，有可能是懷孕、子宮外孕、流產、子宮頸或子宮內膜長瘜肉、子宮頸糜爛、子宮頸癌，或者卵巢、子宮腫瘤、子宮內膜增生等原因造成。所以**一旦有非月經的出血狀況，一定要馬上去到婦產科求診！**

坐立難安的泌尿道感染

「醫生，我這兩天尿尿完會覺得下面有灼熱感，而
且覺得怎麼樣都尿不乾淨。」

「那你會有一直想上廁所，但坐到馬桶上又尿不出來的
情況嗎？」

「會。」

「有血尿的情況嗎？」

「今天早上上廁所，擦屁股的時候有點粉紅色的。」

「聽起來像典型的泌尿道感染，我們來檢查小便，做個
檢查吧。」

♥ 爲什麼尿道或膀胱會發炎？

　　女生的尿道比較短，加上與陰道開口、肛門都非常接近，因此外陰部的細菌很容易逆行性感染尿道、膀胱。常見的泌尿道感染症狀有：頻尿、尿不乾淨、尿尿完有灼熱感、下腹部疼痛、尿液味道很重、尿液看起來濁濁的甚至有帶血的情況。

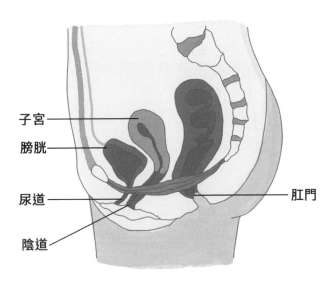

子宮

膀胱

尿道

陰道

肛門

圖 3-4　女性尿道、陰道的位置分布

💜 如何預防泌尿道感染呢？

最簡單的方法，就是定時喝水、定時上廁所。

因為尿尿的時候，可以把附著在尿道的細菌帶出泌尿道，進而減少感染的機會。同時也要特別提醒女孩們，在性行為後，除了必要的清潔之外，也要記得多喝水、多尿尿，以降低泌尿道感染的機會喔！

💜 蔓越莓能預防泌尿道感染嗎？

門診時，偶會有人問到，「吃蔓越莓錠是否真的有助於改善泌尿道感染的頻率？」

我們吃蔓越莓為的是吃進**花青素及前花青素的成分。這個成分可以降低大腸桿菌附著在泌尿道上皮**，進而達到預防泌尿道感染的作用。

但是，千萬不要以為喝蔓越莓汁就能改善泌尿道感染。蔓越莓本身是很酸的水果，為了達到好的口味，蔓越莓汁通常添加了很多糖分，除了多喝會發胖，也使預防泌尿道感染

的效果大打折扣喔！

最近幾年有一款保健食品還未被民眾廣知，就是—— D-甘露糖（D-mannose），這是一種天然活性的單醣分子，為 D- 葡萄糖的結構異構物，自然界存在的含量較少，較難從食物中攝取。**D- 甘露糖經實證醫學研究證實，可以有效降低泌尿道感染的成分，它降低感染風險的機轉與花青素相似**，主要是透過與大腸桿菌上的纖毛結合，讓細菌不容易附著在泌尿道的上皮細胞，降低感染風險。

醫師告訴你

外陰部清潔正確方法

女生的尿道、陰道及肛門位置非常靠近，不論是上完廁所要擦屁股，或者是洗澡要做妹妹的清潔，請務必記得，**一定要從前往後清洗**。先洗相對乾淨的尿道、外陰，在往後清潔細菌最多的肛門。洗澡的時候，可以先洗陰毛的地方，讓清潔用品起泡，再往後洗尿道開口周圍，接著是大小陰唇之間的皺褶，最後才洗肛門周圍。

反過來先清潔或擦拭肛門，再清潔尿道、陰道周圍，可能會將肛門的細菌帶到前面，造成感染喔！

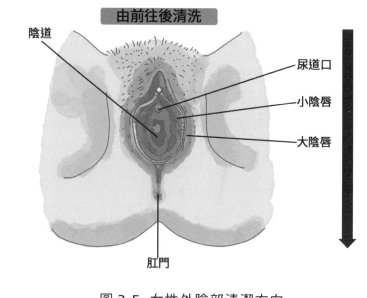

圖 3-5 女性外陰部清潔方向

傻傻分不清楚的子宮肌瘤與肌瘤肌腺症

「醫生，我去做健檢，用超音波檢查時發現有子宮肌瘤，這個很嚴重嗎？」

「醫生，我每次月經來時，經痛都很厲害，診所醫生說我有子宮肌腺瘤，那是什麼意思？」

♥ 子宮肌瘤、子宮肌腺瘤、子宮肌腺症三者不一樣

子宮肌瘤（uterine myoma，或國外習慣稱 fibroid）、子宮肌腺瘤（adenomyoma）、子宮肌腺症（adenomyosis）

各自成因的不同，是不同的疾病。這邊簡單說明差異（但也足夠讓大家暈頭轉向了）。

● 子宮肌瘤

這是一種良性的肌肉增生。許多人都有子宮肌瘤，但因為大部分的子宮肌瘤沒有症狀，所以患者並不知道自己有子宮肌瘤。子宮肌瘤基本上都是良性的，不會變成惡性〔惡性的子宮肌肉瘤（leiomyosarcoma）一開始就是惡性的〕，但是有可能會越長越大，開始產生症狀。

子宮肌瘤可能會有下面症狀：腹圍增加、下腹觸碰到腫塊（躺下來時尤其明顯）、月經來大量出血、經痛、性交疼痛，和壓迫症狀，如頻尿或便祕等等。但最常見的症狀就是——沒有症狀。

子宮肌瘤好發在育齡婦女，在雌激素的刺激下，有可能會逐漸長大，例如懷孕的時候，有些媽媽的子宮肌瘤會跟著長大，造成孕期局部腹痛，胎位不正。有的肌瘤甚至會擋住產道，導致最終必須剖腹生產。（在漫長的行醫過程中，我也的確開刀拿出過如籃球一般大的子宮肌瘤。）

● 子宮肌腺瘤

　　即子宮肌瘤受到子宮內膜細胞的侵犯。在超音波影像下以及病理組織中同時具有子宮肌腺症與子宮肌瘤的表現。

● 子宮肌腺症

　　這是一種子宮內膜異位症，指的是子宮內膜細胞跑到子宮肌肉層中，導致子宮肌肉層增厚，並且會有經痛、不正常出血等症狀。關於子宮內膜異位症，我們會在下一篇提到巧克力囊腫時一併跟大家介紹。

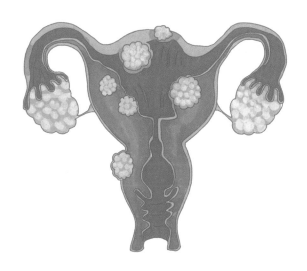

圖 3-6　子宮肌腺症

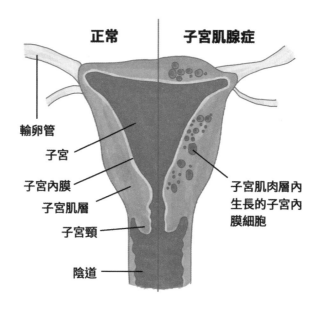

正常　　　　子宮肌腺症

輸卵管

子宮

子宮內膜

子宮肌層

子宮頸

陰道

子宮肌肉層內
生長的子宮內
膜細胞

圖 3-7　子宮肌腺症與正常子宮的差異

💜 最常見的「子宮肌瘤」有哪幾種？

依照子宮肌瘤生長的位置，可以歸為三類——黏膜下肌瘤、肌肉層肌瘤、漿膜下肌瘤。

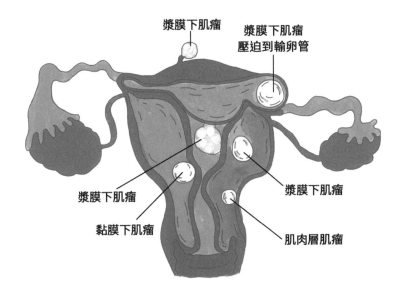

圖 3-8　子宮肌瘤類型

● 黏膜下肌瘤

黏膜下肌瘤指的是長在子宮內膜層下，或者往子宮腔內

的肌瘤。這樣的肌瘤比較容易有症狀，且大部分的症狀是經期大量出血；患者可能會有貧血等相關表現，如臉色蒼白、容易頭暈、走沒幾步路就很喘等。

● 肌肉層肌瘤

肌肉層肌瘤顧名思義就是長在子宮肌肉層內的肌瘤。肌肉層肌瘤多數是沒有症狀的，除非是已經長大到一定程度，患者可能會摸得到，或者是出現壓迫症狀，導致容易頻尿或是排便不順的現象；也有可能因肌瘤較大，造成月經來的時候，子宮收縮不良，經血量變多。

● 漿膜下肌瘤

漿膜下肌瘤則是長在子宮表面的肌瘤，就像是蠟筆小新被媽媽 K 得滿頭的腫包，或者像是顆蘋果一樣，透過一個果蒂垂在子宮外面。漿膜下肌瘤一般也不會有什麼症狀，除非肌瘤大到一定程度，可能會摸到下腹部有腫塊，或是因受到壓迫造成頻尿、便祕等現象。有一種罕見的情況是，果蒂型的漿膜下肌瘤有可能因為劇烈活動而扭轉，這時候會有持續性的腹痛，必須靠手術才能緩解症狀。

♥ 我有子宮肌瘤要怎麼辦？需要開刀嗎？

醫界目前並沒有特別的口服藥物可以改善肌瘤的大小，而患者經常詢問的是：「子宮肌瘤要開刀嗎？」

其實子宮肌瘤多數不需要開刀。需要開刀的狀況通常是肌瘤造成的症狀已經影響生活了。例如被巨大的肌瘤壓迫導致頻尿、因黏膜下肌瘤導致大量出血或影響受孕，又或是肌瘤導致經痛，已無法用止痛藥控制等等。**至於手術方式應該選擇傳統開腹、腹腔鏡（微創）或是海芙刀的方式，應該與主刀醫師討論後決定。**

特別要提醒的是，曾經**接受過子宮肌瘤切除手術的女性，為了避免因傷口尚未復原，而在懷孕過程中使子宮破裂，建議術後一年再受孕；同時為了避免子宮傷口在待產過程因為子宮收縮而破裂，一般也建議採行剖腹產。**

海芙刀是什麼？

海芙刀並不是「刀子」，而是一種能量治療，全名是「高能聚焦超音波（High Intensity Focus Ultrasound），簡稱為 HIFU」。將某種能量透過超音波穿透身體，並將能量聚焦在病灶上，用能量燒灼（煮熟）病灶使肌瘤細胞死亡，再被身體吸收，以此達到不開刀卻能移除或縮小病灶的效果。由於沒有將整個肌瘤移除，以海芙刀治療後，仍有機會在後續追蹤的時候發現肌瘤又長大了。

海芙刀目前是全自費的療程，治療費用在 15 ～ 20 萬之間；由於這不是一項「手術」，所以治療費用能不能透過商業保險理賠，需要患者與保險公司再三確認出險規則。

檢查出有子宮肌瘤或是卵巢囊腫是否要避免食用含有植物性雌激素的食物？

許多人檢查出有子宮肌瘤或是卵巢囊腫時，常有的疑問就是，「像是豆漿、山藥等含有植物性雌激素的食物，是不是必須忌口？」

答案是「不用」。因為**食物裡的雌激素有效劑量實在低到不行，不足以影響肌瘤的生長；在正常情況下，一般人不會把豆漿當水喝或是餐餐都吃山藥，因此不會使得肌瘤長大**。此外，均衡的飲食，低油低鹽低糖的烹調，少吃加工食品，才真的有助於減緩肌瘤的生長喔。

子宮肌腺症、子宮內膜異位症與巧克力囊腫

「醫生，我月經完了肚子還是很痛，而且有的時候肛門也會痛！」

你沒有聽錯，有些時候經痛會延伸至肛門，這就要接續上一章節談到的子宮肌腺症以及子宮內膜異位症了。

♥ 子宮肌腺症與子宮內膜異位症是什麼？

上一章提到子宮肌腺症是一種子宮內膜異位症，我們接著來說明什麼是子宮內膜異位症。**顧名思義就是子宮內膜的細胞沒有乖乖待在子宮內膜層，而是跑到其他地方去了**，例

如跑到子宮肌肉層、卵巢、輸卵管、骨盆腔，甚至最遠還有跑到肺部的案例！你可能會問，這樣會有什麼問題呢？

這問題可大可小。子宮內膜細胞會隨著女性生理週期的荷爾蒙變化，有增生與剝落的情況，症狀也會隨著月經的週期而消長。你可以想像一下，有個會變化的東西跑去應該穩定的地方生長，如此一來，就會破壞本來需要的穩定，進而產生各種症狀。

子宮內膜細胞如果跑到**子宮肌肉層**中，就會形成「**子宮肌腺症**」（也有「子宮腺肌症」一說法，英文名稱都是adenomyosis），因此子宮肌腺症是一種子宮內膜異位症的形式。子宮肌腺症最常見的症狀就是**嚴重的經痛，也可能導致子宮肌肉層增厚、失去彈性**；有些懷孕女性**若孕前有子宮肌腺症，可能在孕期中出現子宮早期收縮，導致早產，且胎盤早期剝離的機率也比較高。**

🤍 巧克力囊腫又是什麼？

巧克力囊腫也是一種子宮內膜異位症，不過這次不是跑

到肌肉裡，而是跑去子宮內膜細胞或卵巢中，進而導致每個月隨著月經週期剝落的內膜細胞與發炎細胞在卵巢內累積，形成囊腫。這種囊腫手術取出後，裡面的液體就像是巧克力漿一樣，所以又稱之為巧克力囊腫（chocolate cyst）。

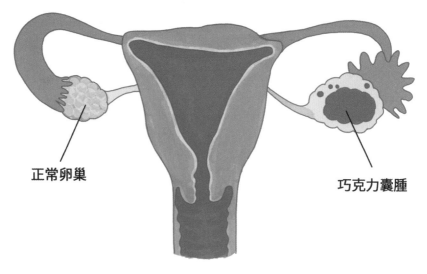

正常卵巢

巧克力囊腫

圖 3-9　巧克力囊腫

　　如果是骨盆腔裡面的子宮內膜異位，則可能使骨盆腔裡的器官互相沾黏，導致慢性的骨盆腔疼痛、性交疼痛，也可能飲起不孕。

在治療方面，不管是肌腺症還是巧克力囊腫，子宮內膜異位症常見的第一線治療就是給予止痛藥。如果止痛藥已經無法改善經痛、骨盆腔疼痛等，便會接著考慮荷爾蒙藥物，例如口服避孕藥、黃體素、雄性素、性腺刺激素釋放素的類似物針劑（GnRH analogue，也就是俗稱的停經針）等。

手術當然也是治療子宮內膜異位症的方法之一，但這方面必須要跟醫師進一步討論。

卵巢腫瘤

「我上週在公司員工體檢時，醫生說我左邊卵巢有一個水泡，這個需要開刀嗎？」

「診所醫師說我長了一個畸胎瘤，什麼是畸胎瘤？」

　　卵巢腫瘤有很多種，最簡單的分法就是良性瘤跟惡性腫瘤。良性腫瘤裡面最常見有下列幾種：巧克力囊腫、功能性卵巢囊腫、水瘤和畸胎瘤。巧克力囊腫我們已經在前一個章節說明，這邊就不再重複敘述。

♥ 功能性卵巢囊腫（functional cyst）

　　為良性卵巢腫瘤的最大宗，指的是卵巢每個月隨著荷爾蒙週期變化而生長的卵泡。在**排卵前**的卵泡稱為**濾泡**（**follicular cyst**），**排卵後**的卵泡則稱為**黃體**（**corpus luteum cyst**），經常在下一次月經來過之後再追蹤時就看不到了。黃體囊腫一般不會有症狀，頂多是在排卵前後會有些悶脹不適感，但也不見得每個月都會發生。

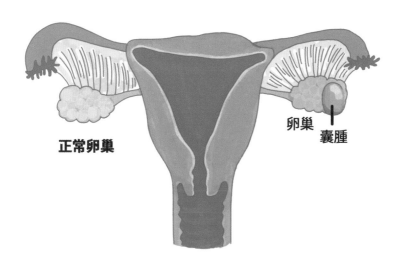

正常卵巢　　　　　　　　　　　　卵巢　囊腫

圖 3-10　功能性卵巢囊腫

特別提醒 功能性卵巢囊腫是最常見的良性卵巢腫瘤，即卵巢隨著荷爾蒙週期變化而生長的卵泡，經常在下一次月經來過之後，再追蹤時就不會看到了。

♥ 黃體囊腫破裂

這邊要特別說明一個婦產科的急症：黃體囊腫破裂。

黃體囊腫破裂大部分發生在排卵前後，因為排卵的同時有可能會有些出血，出血蓄積在黃體內形成囊腫，如果出血持續或者這時候受到外力撞擊，就可能導致囊腫破裂。輕微的情況大部分會有持續的悶痛，這是因為血液流到腹腔，造成刺激所導致；但是嚴重的情況下，出血可能會非常大量，使患者有血壓低、心跳加速等表現，若沒有及時發現，甚至可能會休克。

特別提醒 這種情境經常發生在激烈的性行為後，所以性行為後的劇烈腹痛，千萬不能掉以輕心喔。

♥ 水瘤

有時候在超音波下，我們會發現卵巢瘤並未隨著月經週期而消失，那這樣的瘤就有可能是**漿液性囊腺瘤（serous cystadenoma）**，俗稱的「**水瘤**」。水瘤一般沒有症狀，除非大於一定的大小或是有明確症狀，否則建議可以持續觀察一段時間。**若有症狀發生，常見的包含下腹部悶痛感，或者雖然不痛，但患者會發覺自己下腹部異常隆起。**

♥ 畸胎瘤

另一種情況就是在超音波底下發現卵巢瘤裡面有許多不均勻的線條或是團塊，當醫師開刀進去取出腫瘤時，會發現裡面充滿了油脂、頭髮甚至牙齒等組成，我們稱之為畸胎瘤。**多數的畸胎瘤沒有症狀，通常都是因為別的原因，例如經痛、月經不規則等，到婦產科檢查才偶然發現。還有一種狀況會讓患者偶然發現自己有畸胎瘤，那就是卵巢扭轉。**

卵巢扭轉的時候，會導致患者有持續性的腹痛，甚至有可能痛到吐；給予止痛藥也許可以緩解部分疼痛，但藥效過

後，疼痛仍會持續。（其實任何地方持續疼痛建議都要來就醫）畸胎瘤之所以會容易造成卵巢扭轉的原因，在於卵巢內部的重量分布不均，所以在一些激烈活動之後，會導致卵巢翻轉，而且不一定能自己復位。卵巢扭轉是婦科急症，因為若沒有及時解開扭轉，卵巢的血液便無法流通，可能造成卵巢壞死，屆時必須完全切除，這樣未來就只有一邊卵巢有機會排卵受孕。

畸胎瘤的成因目前還未有定論。大部分的畸胎瘤都是良性的，但最終仍要以病理化驗的結果為準。40% 的女性可能會有兩側卵巢同時或先後長出畸胎瘤，因此術後的規則追蹤也是非常必要的。

大部分上述的良性卵巢囊腫都跟子宮肌瘤一樣，不大會造成症狀，但切莫因此忽略規則追蹤的重要，否則腫瘤越來越大卻沒發現，就不太好了。一般建議，最好半年追蹤一次；若腫瘤持續長大，可以跟醫師討論手術切除的必要性。

子宮頸抹片

「醫生，我最近跟先生愛愛後都會流血。」

「我們可能需要先幫你內診看看，順帶一提，一年內有做過子宮頸抹片嗎？」

「子宮頸抹片是什麼？這個檢查要自費嗎？會痛嗎？」

♥ 為什麼需要做抹片？

「6 分鐘護一生」這句話不知道是否還有人記得，在子宮頸抹片推廣早期，這句由林志玲代言的口號傳遍大街小巷，但隨著這項檢查逐漸普及的現在，自然而然地銷聲匿跡。儘管討論熱度的下降，至今，仍然有人不認識這項重要的檢查。

子宮頸是子宮的門戶，上面有腺體，會分泌黏液，讓陰道的病菌被阻隔在子宮頸外面。子宮頸抹片檢查目的就是取得子宮頸的細胞，檢查看看子宮頸有沒有病變。

　　過去的研究指出，大多數的子宮頸癌都跟人類乳突狀病毒（就是大名鼎鼎的 HPV，下一章節會跟大家介紹）的感染有關。從子宮頸開始病變到發展成子宮頸癌，往往需要人類乳突狀病毒感染 10 到 20 年的時間，在這段時間只要有做抹片檢查，就可以提早發現癌前病變，盡早治療。

♥ 誰需要做抹片？

　　子宮頸的人類乳突狀病毒主要還是透過性行為傳染；因此，根據美國婦產科醫學建議，不論第一次發生性行為在幾歲，只要有性行為的經驗，且年滿 21 歲之後，就可以安排抹片檢查，一般建議**至少三年做一次檢查**。

　　台灣全民健保的給付規定是 30 至 65 歲的女性，每年可以用健保免費做一次子宮頸抹片檢查，未滿 30 歲的女性則必須自費。其實自費費用並不高（相比其他的自費藥材或

是醫美服務來說），更別說這是一項早期發現，展開治療就有相當果效的病症，因此醫師非常建議大家不論公費自費，都務必定期進行抹片檢查。

♥ 自費的抹片檢查跟傳統的有什麼不一樣？

有別於傳統透過人力在顯微鏡底下檢查抹片細胞病變的方式，自費的抹片檢查，也就是薄層抹片（Liquid-based cytology）會將取下來的檢體放入特定的溶液當中，再用儀器檢測溶液裡的細胞有沒有病變。這個方法可以減少人力耗費，同時也可以提升專家的檢出率。不論哪種方法，只要願意檢查，就有機會發現潛在的病變，所以最重要的還是，你得願意卸下心防去做這個檢查。

♥ 子宮頸抹片檢查如何進行？

把一根取樣棒置入陰道深處的子宮頸進行採樣。先別擔心，嚴格說來，子宮頸沒有什麼神經，因此抹片刷過去並不

會有疼痛的情況，最可能造成不舒服的其實是內診常會有撐開鴨嘴這個步驟。所以各位女孩不用太擔心，並不會對身體造成任何傷害或問題。

具體的步驟為，首先是內診，會需要你脫下內外褲，躺上內診台，然後張開你的雙腿，越開、越放鬆越好。

接著，醫師會將鴨嘴放入陰道當中，並且撐開鴨嘴，讓醫師看到子宮頸。因每個人的子宮頸並非都在一樣的位置，所以醫師會微調鴨嘴撐開的角度與方向，這時候你可能會感到不適，但如果你能調整呼吸，試著放鬆大腿與臀部，反而會比因緊張而夾緊屁股來得輕鬆。

看到你的子宮頸開口後，醫師會用特製的木片或是刷子在子宮頸開口附近轉一轉，以獲取子宮頸的細胞，然後退出鴨嘴，檢查就完成了。定期接受檢查是為了大家的健康，更別說 30 歲～ 65 歲的女性，全民健保有每年一次的檢查給付。

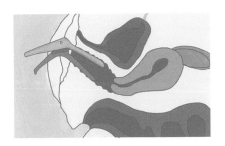

1. 醫師將鴨嘴放入陰道。

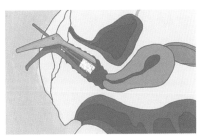

2. 以特製的木片或刷子輕刮子宮頸
   細胞,抹在玻璃片上。

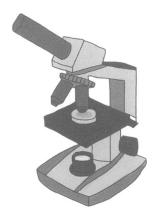

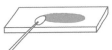

3. 透過顯微鏡檢查是否
   有可疑性的癌細胞。

圖 3-11　放入子宮頸步驟

💜 抹片檢查結果有異常怎麼辦？

異常不一定是癌症，如「發炎」也是常見的結果。因為陰道畢竟不是無菌的環境，有可能看到一些發炎細胞，此時報告上就會打上「發炎」二字，但無需緊張，只要明年度再次進行抹片檢查即可。或許有人會收到「感染」的通知，其實也不用緊張，只要回婦產科門診，拿藥治療一下就可以了。

當然，若是發炎、感染之外的任何異常結果，更應該要盡快回婦產科做後續的診斷與追蹤，千萬不要延誤就醫喔！

特別提醒 假如你在 A 醫院進行抹片檢查得到「異常」的結果，再跑去 B 醫院跟進，請務必申請或帶上檢查報告的細節數據資料，不然 B 醫院的醫師不是神仙，只是看到「異常」兩個字，無法判斷是發炎還是真的有問題，記得換醫院時應該要多帶上資訊，避免醫師也幫不上你喔！

HPV 是什麼？

「醫生，我健檢報告 HPV 這一項目是陽性，這是什麼意思？」

「我有性行為經驗，這樣還適合打 HPV 疫苗嗎？」

「兩價、四價、九價三種疫苗怎麼分？數字越大效果越好嗎？」

♥ 已知與 HPV 感染相關的癌症

人類乳突狀病毒（Human papillomavirus，HPV）是一類只感染**人類表皮與黏膜的病毒**，目前已經有一百多種類型的 HPV 被判別出來。不過大部分的 HPV 感染並沒有症狀，只有一些可能會造成皮膚的尋常疣、足部疣、生殖器疣（俗稱菜花），而其中的少部分的確會造成我們擔心的癌症。

HPV 引起的癌症中，包含女性的子宮頸癌、陰道癌；男性的陰莖癌、包皮癌；不分男女的肛門癌、咽喉癌、食道癌，甚至是肺腺癌也跟 HPV 感染有所相關。

而這些會造成癌症的 HPV 類型，病毒學家將它們歸類為「高危險型別」，以女性子宮頸癌來說，統計最容易造成子宮頸癌的 HPV 類型是 16 及 18 型，另外 31、33、45、52、58 型等也是屬於高危險型別。

相較於「高危險型別」，當然也有會致病、但不會導致癌症的「低危險型別」，例如造成尋常疣的第 1 型、足底疣的第 2 及第 4 型，還有造成菜花的第 6 及第 11 型。當然，還有一些還沒發現跟什麼疾病相關的型別。

❤ HIV 的感染並非終身免疫

菜花會一長再長，癌前病變也可能在治療後復發。值得注意的是，目前的研究指出，即使感染過特定類型的 HPV，也不見得能夠產生抗體；有抗體也無法百分之百預防再次感染。

也就是說，得過菜花或子宮頸癌前病變且經過治療之後，還是有可能再次中獎。因此性行為全程正確配戴保險套，以及提升自己的免疫力，例如規律作息、飲食均衡、遠離菸酒檳榔、施打 HPV 疫苗等等降低感染的做法更顯必要，千萬不要以為自己是天選之人！

人類乳突狀病毒的疫苗並不像我們認知中的「預防針」，打了就可以完全預防疾病的發生；它比較像是火藥發明前的冷兵器戰爭，短兵相接比的是打仗的時候哪邊的人多，也就是病毒量和體內抗體量哪一方數量較多，所以如果今天我們接觸到的病毒量非常多，即使打過疫苗、體內有產生抗體，或者是曾經感染過一些型別的人類乳突狀病毒，還是有可能再次感染、致病，**因此即使打過疫苗，仍然需要定期做抹片檢查。**

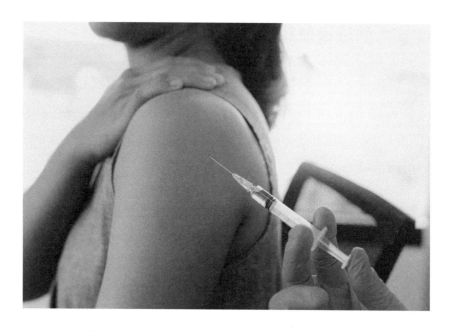

圖 3-12 打 HPV 疫苗並不能治療疾病,也不能百分之百預防
疾病,僅能降低感染的風險,因此定期抹片檢查仍然是必要的。

　　另外要強調的是,疫苗施打的目的是為了讓免疫系統接
觸病毒的特定抗原,也就是讓你的免疫系統認出這個病毒應
該被消滅的特徵,使免疫系統產生抗體,以利再次接觸病毒
時可以即時反應,降低感染的風險。**疫苗本身並沒有中和病
毒的能力,是「預防」而非一種治療的手段。**

台灣衛福部推行好幾年：13 歲青少女施打 HPV 疫苗（國中女生施打），過去一直是施打二價的疫苗，一直到 2022 年 9 月入學的女生才開始改為施打九價的疫苗。關於過去施打二價的女生是不是有必要再施打一次九價疫苗，目前醫界並無定論，只能說如果想要保護更多種不同的病毒型別，可與醫師討論再施打的必要性。

值得注意的是，目前的研究已經證實，口咽癌、喉癌等頭頸部的癌症與 HPV 的感染有關，因此，目前國家政策也逐漸傾向「男性也施打人類乳突狀疫苗」以降低頭頸癌的發生率。

至於二價、四價、九價的差異，可以參考以下圖表。事先聲明，疫苗沒有絕對的好壞，因為除了預防的病毒類型外，也得考慮疫苗效力的長短。目前台灣的主要疫苗以九價為主，未來也有可能推陳出新。

> **特別提醒** 目前現況是二價缺貨、四價退出台灣市場，而九價是唯一選擇。

HPV 疫苗防子宮頸癌 2、4、9 價比一比

	二價	四價	九價
費用	每劑約 3,000 元 * 全國國一女生 可公費施打	每劑約 3,500 元	每劑約 6,000 元
劑次	9-14 歲：2 劑 15 歲以上：3 劑 限女生施打	9-13 歲（女）： 2 劑 14-45 歲以上 （女）：3 劑 9-26 歲以上 （男）：3 劑	9-14 歲：2 劑 15-45 歲以上： 3 劑 不分性別
保護 年限	至少 9.4 年	至少 12 年	至少 10 年
預防 疾病	2 種致癌性 HPV 病毒	4 種 HPV 病毒 包含菜花及 2 種致癌性病毒	9 種 HPV 病毒 包含菜花及 7 種致癌性病毒

多囊性卵巢

「醫生，我月經很久沒來了，也沒有性生活，上次來是
半年前吃藥才來的。」
「另外，我最近半年突然長很多痘痘，皮膚科醫師建議我來婦產科做檢查……。」
「好，除了長痘痘，有沒有覺得毛髮變多、或者發胖的情況嗎？」
「最近有發胖，但沒有吃比較多，生活作息也正常。」

如果你也遇到上述的問題，有可能是得了多囊性卵巢。

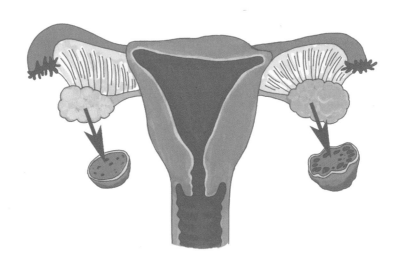

圖 3-13　多囊性卵巢

　　多囊性卵巢是一種造成女性月經不規則、不孕的常見疾病。當門診有一位月經不規則的女性來求診，經排除懷孕跟有特殊內分泌疾病的可能性之後，就很有可能是多囊性卵巢症候群（polycystic ovary syndrome）。

　　不過，要診斷是否為多囊性卵巢症候群，需要符合以下至少兩項條件：

❶ 無排卵或排卵次數過少，一年月經來的次數小於 9 次。

❷ 抽血檢查顯示有高「雄性激素」或相關表現，例如長痘痘、多毛、雄性禿等。

❸ 超音波檢查看到多囊卵巢。

💜 無排卵性出血

在眾多症狀中，多囊性卵巢的患者可能有一種出血型態叫做「無排卵性出血」，讓這些女孩以為自己月經都有到訪。

再強調一次，不是所有從陰道來的出血都叫月經，真正的月經是在排卵之後，因**沒有受孕、黃體萎縮，內膜剝落導致的出血**；而多囊卵巢的患者卻因為沒有正常排卵，子宮內膜在雌激素的刺激之下持續增厚，直到有天支撐不住了，就開始出血，而且可能會大量出血或是出血天數過長……但是這些情況都會讓女孩覺得自己的月經終於來了，卻不知道其實是無排卵性出血。

除了上述的診斷條件，肥胖、代謝症候群也是多囊性卵巢患者常見的臨床疾病，而且他們**發胖的型態常常是「蘋果**

型身材」（脂肪會累積在腰部），而非育齡婦女常見的「西洋梨身材」（脂肪累積在屁股大腿），造成腰圍與臀圍的比值上升。

　　此外，多囊卵巢症候群的表現其實更像是一個光譜，有些人症狀非常典型——月經不規則、多毛、痘痘、發胖樣樣都有；有些人的超音波看起來似乎有多囊卵巢，也有雄性激素過高的表現，但是月經還算規則；亦有女孩表現出月經不規則，超音波結果看起來像是有多囊卵巢，但其外表瘦瘦的，也沒有雄性激素過高的表現……綜合以上所述，多囊性卵巢症候群變化多端，實際上沒那麼容易診斷。

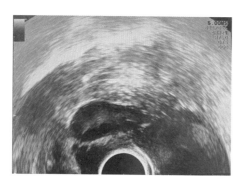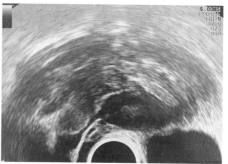

圖 3-13　多囊性卵巢的超音波影像

♥ 爲什麼會有多囊性卵巢呢？

疾病當然不會是單一因素造成的，雖然目前不知道確切成因，但是一般相信這是**因為基因的關係，導致卵巢天生分泌較多的雄性激素，加上飲食與代謝的影響**，使得身體產生胰島素阻抗、高胰島素血症；而器官與荷爾蒙間的相互影響，亦造成慢性不排卵、多毛、長痘痘、肥胖等等表現。

多囊性卵巢症候群是一種全身性的荷爾蒙疾病，除了出現排卵不規則與內分泌失調外，也會導致受孕困難；許多患者還有胰島素阻抗的狀況，因此常常伴隨肥胖、代謝症候群，導致發生糖尿病、高血壓、高血脂的年紀比正常人還要早，且罹患相關的心血管疾病、中風、心肌梗塞的機率也更高。

還要提醒的是，多囊性卵巢的患者因為排卵不規則，子宮內膜在雌激素的刺激之下，沒有定期剝落，長年下來會有子宮內膜病變的風險，得到子宮內膜癌的機率也會上升。因此對於沒有受孕計畫、不想吃避孕藥調經的患者，我們建議至少三個月要來一次月經，確保子宮內膜有定期剝落。

♥ 多囊性卵巢的治療

　　一般都會建議配合改善飲食習慣及適當的運動，以避免前面提到的胰島素問題而帶來更多慢性病，除此之外，也會建議使用藥物來控制。

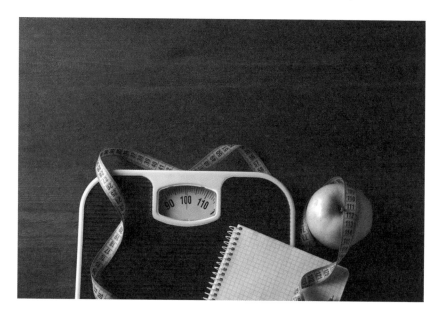

圖 3-14　由於多囊性卵巢的患者多半都有胰島素阻抗及肥胖的狀況，醫師一般都會建議這些女性先從減重著手。

確實有很多人透過飲食及運動減重後，月經就自發性恢復正常。有的醫師則會給予患者二甲雙胍（metformin，常見商品名為格華止、庫魯化）這藥物，以提升身體細胞對胰島素的敏感性，降低胰島素的製造，促進卵巢規則排卵。暫時沒有受孕計畫的患者可以透過口服避孕藥幫助月經規則化；又或者，如果不想天天吃藥，至少得三個月催經一次。

　　總之，請務必定期回診，並且與醫師討論適合的治療方法喔！

乳癌篩檢

「最近洗澡的時候，好像在胸部摸到硬塊。」

「我胸部長了一個像痘痘的東西，擠一擠還會流膿，
怎麼回事呢？」

「我好像塞奶了，胸部好紅、好痛，而且昨天還發
燒了。」

「請問乳房檢查可以在婦產科做嗎？」

　　乳房作為女性非常重要的第二性徵，也是許多女性自我認同的象徵。過去乳房檢查甚至手術確實是在婦產科進行，然而隨著婦產科本科的業務量越來越多，有的醫院會把乳房相關的檢查及手術分散到其他科別。目前乳房檢查可以安排在家庭醫學科甚至放射科，真的需要進一步切片或手術則會在一般外科或是乳房外科進行。

　　根據衛福部統計處所公布的 2022 年女性癌症死因結果報告，乳癌是女性癌症死亡率第三名的癌症（第一名是肺癌，第二名是直腸和肛門癌），同時，乳癌也是女性癌症發生率第一名的癌症。乳癌越早發現，存活率越高，因此乳房檢查相當重要。

♥ 我有可能得乳癌嗎？

　　乳癌的危險因子可能包括哪些因素呢？

❶ 女性：雖說男性也會得乳癌，不過發生仍以女性為大多數；

❷ 老化：目前台灣女性乳癌發生的高峰多在 45 歲至 69 歲之間；

❸ 生育相關因子：初經早、停經晚，或者在 30 歲後才生第一胎，未曾哺乳；

❹ 乳癌或卵巢癌家族史：可能和 BRCA1/BRCA2 基因突變或遺傳有關；

❺ 長期補充荷爾蒙：如服用避孕藥或停經後的低劑量荷爾蒙；

❻ 不健康的生活型態：如抽菸、喝酒、肥胖，和不健康的飲食型態、缺乏運動等。

但仍然有許多乳癌患者是沒有這些風險因子的。

♥ 乳癌篩檢

除了我們每天洗澡的時候可以觸摸自己的乳房，檢查看看有沒有平常沒注意到的硬塊或傷口之外，國民健康署也有提供女性乳癌篩檢：

45 歲至 69 歲的婦女，兩年可以做一次乳房 X 光攝影；如果二等親以內（指祖母、外婆、媽媽、女兒、姊妹）有乳

癌病史，則可以提前至40歲開始進行兩年一次的乳房攝影。

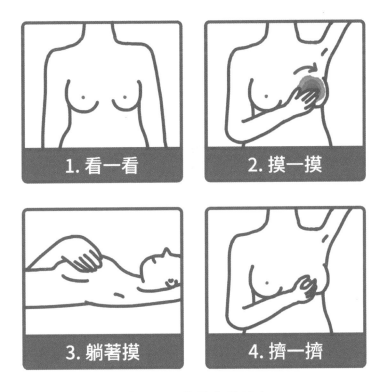

圖 3-16　乳房自我檢查

近年來，隆乳手術越來越普遍，除了放入鹽水袋、矽膠
等假體外，還有自體脂肪隆乳。有做這類手術的女性，若要

進行乳房 X 光攝影時，可能會因為填充物而影響判讀結果，看診時，請務必讓醫師知道喔。

特別提醒 目前許多醫療院所已經將乳房篩檢以及後續切片及開刀的業務，分散到家庭醫學科和一般外科；有的大醫院甚至設有乳房外科。而婦產科因為各種業務繁忙，反而沒有進行乳癌篩檢業務了。因此，在掛號之前，建議可以先看一下醫師的專長，再決定要掛哪一科的號喔！

冷知識

胸部按摩真的能幫助胸部 Up Up 嗎？

每次經過美容沙龍或按摩店，總會看到「胸部按摩，讓你更加豐滿！」這類的廣告，相信這讓很多女性心動不已。但真的只要按摩就能讓胸部變大嗎？還是僅是一項市場策略呢？讓我們一探究竟！

首先，胸部按摩的確有其益處。透過按摩，可以刺

激乳腺，促進血液循環，這有助於維持胸部的健康和彈性。而且持之以恆的按摩，的確可能因爲持續刺激，逐步讓胸部達到豐滿。但這並不是說，單單一次的按摩就能有「升級」的效果，也必須考量個人體質及飲食等其他影響。

「醫師，可是我按完之後，眞的覺得當天比較大！」

那麼，爲什麼有時候按摩後，會覺得胸部變大了呢？可能是因爲按摩後，胸部的血液循環加快，導致胸部暫時腫脹，給人一種「變大」的感覺；就像是做完伏地挺身之後，肌肉組織會因爲充血而腫脹般。按摩過後的確會有短暫效果，但想要眞正的罩杯升級，持之以恆地按摩比較有可能。

所以，如果你想要嘗試胸部按摩，當然可以，它的確能夠帶來一些好處，但若是期待單次按摩就能看見明顯的「Up Up」效果，可能眞的想多了。

最後，不論胸部的大小如何，最重要的是自己的健康和自信。每個人都有自己的美麗，不必過於追求外在的標準。珍惜自己，愛護自己，這才是最重要的！

穿緊身內衣真的會增加乳癌風險？

每次穿著較緊身的內衣出門，總會被媽媽說：「穿那麼緊，小心得乳癌！」但這有科學根據嗎？

事實上，目前沒有確切的研究證明顯示，穿緊身內衣和乳癌有直接的關聯。但是，長時間穿著緊身內衣可能會影響血液循環，導致胸部不適。

「那我還可以穿我的緊身內衣嗎？」

當然可以！只是建議你，選擇內衣時，除了款式和顏色，也要考慮舒適度和健康，因此，選擇合適的尺寸，並且不要長時間穿著。偶爾讓胸部「呼吸」一下，也是很重要的，這樣才能確保身體健康喔！

子宮內膜癌篩檢

「醫生，我這半年月經很亂，常常月經來很多天，
然後乾淨沒幾天又出血。」

「好，我們先做個超音波看一下。」

（檢查後）

「你的內膜有點厚，等一下我們到內診台做子宮內膜切
片檢查，驗看看喔。」

「可是我現在正在流血，這樣也能內診嗎？」

「該檢查就要檢查，跟有沒有出血沒關係喔。」

「醫生，我已經停經了，也沒有跟先生親熱，可是最近
半年陰道一直流出黃青色、像水一樣的分泌物……。」

「一年內有做過抹片檢查嗎？」

「沒有。」

「好，我們先上內診台檢查一下，等一下再幫你做陰
道超音波。」

根據 2020 年台灣癌症登記資料顯示，子宮體癌症（子宮頸癌症以外的子宮相關癌症）發生率在女性癌症發生率的第五位，在 2021 年的女性癌症死亡率第十位。

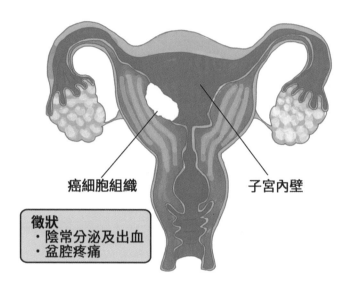

圖 3-17　子宮內膜癌

　　子宮體癌當中，又以子宮內膜癌占大多數。目前並沒有什麼篩檢的工具，可以讓我們提前發現子宮內膜癌，所幸子宮內膜癌大多都會有症狀──如異常出血，**因此只要警覺心**

夠，及時到婦產科檢查，多數都能早期發現（早期的子宮內膜癌通常只要手術，是不需要後續的化療或放射治療的）。

另外，子宮內膜癌好發於**停經後的婦女**，所以停經後如果仍出現反覆出血的現象，一定要到婦產科檢查。

💗 子宮內膜癌的風險因子

子宮內膜癌的風險因子有：

❶ 肥胖，或者嗜吃高脂肪食物者的女性；

❷ 初經早；

❸ 停經晚；

❹ 從未生育；

❺ 因乳癌而正在服用藥物諾瓦得士或太莫西芬（Tamoxifen），其常見商品名為 Nolvadex；

❻ 有特定的家族遺傳性大腸癌病史。

台灣子宮內膜癌發生率有逐步上升且發病年紀越來越小的趨勢，這被認為跟近年來台灣人飲食西化有關，高油脂、高熱量的飲食方式，加上缺乏運動，使子宮內膜癌悄悄找上門。因此，維持一個良好健康的生活及飲食型態是非常重要的。

卵巢癌篩檢

「今年公司健檢，我卵巢癌指數是紅字，健檢的醫生叫我一定要來婦產科檢查！」

「我聽到周遭兩位朋友罹患卵巢癌，我想說我也來檢查一下。」

♥ 卵巢癌篩檢

在婦產科的臨床業務裡，因「卵巢癌指數（CA-125）異常而來求診」是常見的問題。（對訓練中的住院醫師來說，這樣的病房照會案件數常常多到讓他們無語。）然而，卵巢癌指數異常並不絕對代表罹患卵巢癌喔；確定罹患卵

巢癌患者的卵巢癌指數也不一定就是異常的。（就是這麼Tricky）

💜 卵巢癌指數與卵巢癌的關聯

有點可惜，目前卵巢癌並沒有有效的篩檢工具。在低風險族群中，會定期做陰道超音波與抽卵巢癌指數 CA-125，雖然可能得以提升早期發現卵巢癌的機會，卻無法有效減低卵巢癌的死亡率。

幸運的是，卵巢癌並不是一個發生率非常高的癌症，根據 2020 年台灣癌症登記資料發現，卵巢癌粗發生率約為每10 萬人中有 15 人發病，不過，因為卵巢癌的早期症狀不明顯，又是一個進展相當快速的疾病，許多人發現的時候已經是疾病後期，所以卵巢癌是婦科癌症中死亡率最高的。在人數上，根據 2022 年的統計，卵巢癌是台灣女性癌症死亡人數排名第七位。

卵巢癌指數 CA-125 是一個敏感性很高、特異性很低的指標，只要腹膜受到刺激，例如腸胃炎拉肚子、肝臟疾

病、膽囊炎、胰臟炎，有婦科疾病如子宮內膜異位症、子宮肌瘤，甚至正在生理期時，抽血驗卵巢癌指數就會上升。我有遇過患早期卵巢癌的女性，卵巢癌指數完全正常；也遇過因良性的巧克力囊腫破裂，導致抽血發現卵巢癌指數破千的狀況。因此，**當你健檢發現卵巢癌指數為紅字的時候，先不用自己嚇自己，趕緊去婦產科檢查排除癌症、複檢即可。**

♥ 卵巢癌病徵

卵巢癌在超音波底下會有許多典型的表現，例如腫瘤裡面有團塊、腹水等現象，但是定期做超音波卻未必能及早發現卵巢癌，這是因為多數卵巢癌進展非常迅速：可能去年檢查正常，今年卻突然發現已是第三期。卵巢癌也缺乏特殊的症狀，往往都是出現腹脹、胃口不佳吃不下的表現去檢查時，腫瘤已經擴散到腹腔裡了。我遇過有幸在健康檢查時就發現早期卵巢癌的人，大概一隻手數得出來，真的是這上輩子修來的福報。

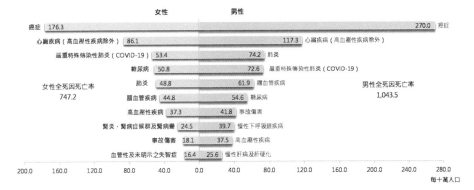

圖 3-18　111 年兩性十大癌症死因死亡率

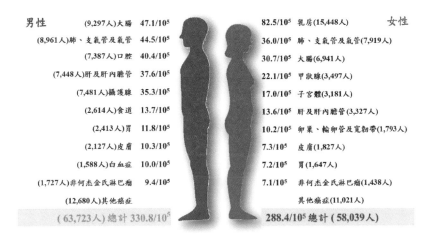

資料來源：衛福部國民健康署癌症登記資料(不含原位癌)
1. 依標準化發生率（單位為每 10 萬人口）之高低順序，由上至下排列。
2. 標準化率係以西元 2000 年世界標準人口為標準人口計算(單位為每 10 萬人口)。

圖 3-19　110 年女性十大癌症的發生率

第四章

身體謠言追追追

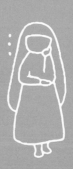

吃鳳梨下面真的會香香的嗎？

♥ 私密處的味道會因爲飲食改變？

「不會，不會，不會。」重要的話要說三遍！就算會，也是要吃非常非常多！

每隔一陣子，「吃特定食物會讓私密處變臭或變香」的文章就會出現，並成為熱門話題。最常被拿出來舉例的，大概就是「吃蘆筍、香菇會讓下面臭臭的；吃鳳梨則會讓私密處香香的」，究竟這些說法是真是假？

首先要說明，在健康的情況下，陰道因為有較多乳酸菌的關係，分泌物本身聞起來就會有點酸酸的味道，再加上每個人天生的體味，會讓分泌物氣味略有不同。如果遇到生理期，分泌物可能會帶有血腥味，或者味道比較重，但等到生理期正式結束，味道應該就會恢復到跟往常差不多了。

如果有性行為，可能也會因為有其他細菌透過生殖器官、手指、口水或是玩具進到陰道裡面；甚至有人會將食物放入，如此一來，陰道的味道當然會跟著改變。那麼吃進某些食物真的會讓私密處味道改變嗎？

其實，我們要吃入相當大量的特定食物，才可能讓食物中的特定成分影響陰道氣味的變化，因此，千萬不要聽說吃鳳梨會讓下面香香的，就開始大吃特吃；再者，**台灣的鳳梨非常甜，如果吃太多，甚至可能會惡化原本就已經感染的陰道部分。**

還是提醒大家，如果覺得陰道氣味不好，請先到婦產科檢查，確定沒有感染的情況；再者，盡可能做好私密處的清潔，並且保持私密處通風透氣；如果要用護墊，最好兩三個小時換一次，避免護墊成為細菌的溫床。

益生菌、蔓越莓
吃了真的有效嗎？

「醫生，我最近分泌物很多，而且會癢。」

「你可能有陰道發炎，我們上內診台看看。」

「我都有吃蔓越莓錠，爲什麼還會這麼容易發炎？」

「你可能搞錯了，因爲蔓越莓錠預防的是泌尿道感染，跟陰道發炎是兩回事……。」

首先就是要好好再澄清一次。

泌尿道系統器官包含腎臟、輸尿管、膀胱、尿道；而生殖系統器官則包含子宮、卵巢、輸卵管、子宮頸、陰道。雖然尿道開口、陰道開口都在會陰部，但請不要把它們混為一談哦。

一般泌尿道感染常見的症狀有：尿尿顏色混濁或有沉澱物、頻尿（覺得怎麼樣都尿不乾淨、剛尿完又想尿）、血尿

（尿中有血，如果無法分辨是陰道出血或尿中有血，可以到婦產科內診分辨），以及下腹痛或是尿尿完有灼熱感。而**陰道感染常見的症狀則有**陰道和外陰搔癢或疼痛、分泌物變多，或者顏色、氣味跟平常不同。

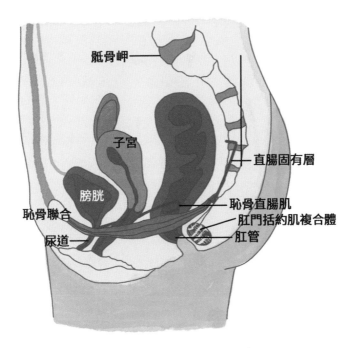

圖 4-1 女性泌尿道系統

當然，在嚴重感染、免疫力下降，或是長期吃抗生素時，陰道感染與泌尿道感染才可能同時出現。

♥ 吃蔓越莓可以降低泌尿道感染的機會？

蔓越莓中的**花青素、前花青素可以和存在於泌尿道的細菌結合，使細菌無法附著在泌尿道上皮，減少感染機會。**不過，若想以喝蔓越莓汁來降低感染的機率，結果絕對不理想，因為蔓越莓原本是很酸的果實，被製作成果汁時，為了讓口味更美味反而添加了許多糖分，讓（本來就存在的）陰道念珠菌感染的狀況更加嚴重。

另外近幾年，**甘露糖**也經過臨床研究證實，可以降低泌尿道感染的機率，**並且在國際泌尿科醫學會與婦產科醫學會都有明言推薦。**

> (特)(別)(提)(醒) 門診有很多女生因陰道炎來求診，她們會說，「我已經有在吃蔓越莓錠了，為什麼都沒效？」當然沒效啊，蔓越莓錠是降低泌尿道感染的機會，陰道跟尿道為兩個不同的地方，吃錯了當然沒效。

♥ 吃益生菌有助於降低陰道發炎的機會嗎？

　　陰道感染其實並不容易根治，一般醫師都建議要多管齊下一起改善。除了藉由藥物治療之外，最好穿著透氣材質的內褲、減少使用護墊（或頻繁更換），飲食方面則盡量減少醣類的攝取等。

　　正常陰道最主要的細菌是乳酸菌。不過乳酸菌是一個大家族，有很多不同的菌種，市面上各品牌的乳酸菌都有其不同的菌種配方，因此，儘管臨床研究顯示有助於改善陰道炎的情況，你也不見得會吃到合適的菌種。建議姊妹們，如果吃某品牌一陣子之後覺得沒有特別改善，也可以換品牌吃喔。

　　近幾年，還有一些比較尖端的醫療，會採集患者陰道的分泌物做菌相分析，針對個別患者需要的菌種調配其適合的益生菌；當然費用相對高昂。

優格和益生菌真的對女性有好處嗎？

走進超市，你會看到各式各樣的優格和益生菌飲料，廣告宣稱它們對女性的健康有益，但這真的是事實嗎？

優格和益生菌的確對腸道健康有好處，它們可以幫助調節腸道菌群，增強免疫系統，甚至還可以預防某些疾病。對於女性來說，某些菌種的益生菌還有助於預防陰道感染。但是，並不是所有的優格和益生菌產品都含有足夠的活性菌（以及正確的菌種）以產生這些好處。所以，當你選擇優格或益生菌產品時，除了查看成分標籤，確保它們含有足夠的活性菌以外，也要慎選品牌。

總的來說，優格和益生菌的確對女性有好處，但最重要的是選擇好品質且有保障的產品。

葉酸、鐵劑、維他命D3、DHA（魚油、藻油）、鈣片到底要怎麼補？

「你吃的魚油有幾趴？」近來若搭乘計程車，都會看到陳美鳳代言的魚油廣告。但你想過嗎？我們為什麼要吃魚油呢？魚油有什麼功效？健康的人需要吃營養補充品嗎？除了魚油，我們還應該攝取什麼營養補充品呢？

♥ 營養不均衡怎麼辦？

現代人食物攝取來源很多，各種美食部落客或電視節目常常介紹各地好吃的東西，卻同時也有很多人需要減重，甚至年紀輕輕就有三高的問題。但其實「吃得多、吃得好」不代表攝取了均衡的營養，尤其是外食族更容易有這方面的問題。

針對女性常需要補充的營養成分我們也個別說明之。

● DHA 及 EPA

DHA 在魚油或一些營養品的廣告中很常見，它是二十二碳六烯酸的英語 Docosahexaenoic Acid 縮寫；EPA 則是二十碳五烯酸 Eicosapentaenoic Acid 的縮寫，兩者皆是一種必需脂肪酸 Omega-3 脂肪酸，人體很難自行合成，必須透過飲食補充。

DHA 為大腦及視網膜中含量最高的 Omega-3 脂肪酸，占大腦中多元不飽和脂肪酸的 40%，視網膜中多元不飽和脂肪酸的 60%，而神經元的細胞膜中有 50% 為 DHA。DHA 能同時阻止血小板在血管壁上的沉積，可預防或減輕動脈粥樣硬化和冠心病等的發生。

Omega-3 脂肪酸的另一作用在於抑制前列腺素的形成。前列腺素是一種會引起發炎反應的化學物質，如果能增加 Omega-3 脂肪酸的攝取，可能得以抑制前列腺素的生成，以達到抗發炎的效果。

根據世界衛生組織 WHO 的建議，**成人一天需補充 300 ～ 500mg 的 Omega-3 脂肪酸（DHA ＋ EPA）；孕**

婦則需補充一天至少 **300mg** 來幫助寶寶的成長與發展，其中 **DHA** 建議為一天 **200mg** 以上。

　　魚油含有豐富的 DHA，大部分的魚類和其他生物的 DHA 起源於光合和異養微藻。在食物鏈越上層的生物，其 DHA 份量越多；但相對的，重金屬殘留也可能會越多。DHA 在商業上也可以從微藻（Crypthecodinium chonii）和裂殖壺菌屬（Schizochytrium）中提煉出，不過使用微藻來生產的 DHA 是素食，所以茹素者若想補充 DHA 可選「藻油」。

● 葉酸

　　葉酸為維生素 B 群中的一員，屬於水溶性維生素，是對人體非常重要的一種營養成分，舉凡我們細胞內的核酸合成、氨基酸代謝，甚至是胚胎的神經管發育，都必須有葉酸參與。缺乏葉酸可能會有大球性貧血、生長遲緩等疾病。

　　一般建議葉酸攝取量為一天 400 微克（mcg），除非是曾經發生懷孕時胎兒神經管發育異常的女性，會建議一天補充到每天 4000 微克；並且在懷孕前一個月就開始補充，直到懷孕滿三個月為止。

葉酸既然是一種水溶性維生素，它的補充就無需擔心會過量，一旦身體無法吸收，自然就會從尿液中排出體外。

目前市面上可以買到的葉酸營養補充品是人工合成的 Folic acid，在人體中需要經過二氫葉酸還原（酶）轉換成有活性的 THF（四氫呋喃），才能被利用。這個轉換的過程發生在肝臟裡，速度緩慢，甚至可能需要花費好幾個月才能提升血液中的活性葉酸濃度，這也是為什麼會建議在計畫懷孕前的至少一個月就開始補充葉酸。

● 鐵劑

鐵在人體很重要，因為它是造血的原料，也是我們肌肉蛋白組織裡很重要的元素。女性因為週期性的月經出血，可能會導致些貧血的症狀，輕則皮膚蒼白、體力較差，嚴重者甚至可能連走路都會喘。

不過除非有缺鐵性貧血症狀，否則不需要額外補充鐵劑。正常均衡的飲食通常就已經可以攝取到足夠的鐵質；在孕婦族群中，第一二孕期的婦女建議每天補充 15 毫克（mg），第三孕期者可以補充到 30-40 毫克。

值得注意的是，鐵劑的補充不僅只在乎你補充多少，最重要的是有多少能被人體吸收掉。動物性的鐵質來源吸收最好（這也是為何有吃牛排跟豬肝來補充鐵質的說法），其次是二價無機鐵，最後才是三價的無機鐵。偏偏我們能從食物中攝取到的鐵質多以三價鐵為主，而三價鐵需要經過酸性環境將它從食物中溶解出來，再到十二指腸中被轉換成二價鐵被吸收掉。另外維生素 C 可以與三價鐵結合，讓鐵質維持在可溶狀態，且到十二指腸被吸收，因此建議吃鐵劑時**與維生素 C 一起吃，這樣的吸收效果更好！**

另外，鈣質會影響鐵的吸收，所以有補充鈣片的女性，建議鈣片跟鐵劑要在不同餐中食用喔。

● **維生素 D**

維他命 D 是一種脂溶性的維生素，對鈣元素的體內平衡和代謝具有重要作用，可以預防佝僂病和「成人骨軟化症」；與鈣質合用還可以預防常見於老年人群的骨質疏鬆症。此外，維生素 D 對於神經肌肉功能、炎症具有功效，同時還影響許多基因的表達和轉譯，調節細胞的增殖、分化和凋亡。近年來，針對加護病房的住院患者、新冠肺炎患

者，甚至是正在接受不孕症治療的夫妻，補充維他命 D 的好處也一一被證實。

維生素 D 有多種不同的形式存在，在維生素 D 家族中，最常見的且對人體最重要的是維生素 D2（麥角鈣化醇）和維生素 D3（又稱為膽鈣化醇）。維生素 D 的主要天然來源是通過日光照射後，在皮膚表皮的下層產生化學反應，生成膽鈣化固醇；人類一天只需暴露在陽光下 10 分鐘，自身即可合成足夠的維生素 D3。

如果不能獲得足夠的光照，又擔心從飲食中無法攝取足夠的維生素 D，還可以透過保健食品來補充。依照衛福部的建議，成人每天應攝取 800 至 2,000IU（即 20 ～ 50μg 微克）；若想助孕，不論男女，請每天補充 2,000IU 以上的維生素 D3。

♥ 營養素並非越多越好，得配合個人身體狀況與症狀

各種營養素都不是吃越多越好，一般人服用綜合維他

命，補充一些膳食纖維就足夠，接著，只需要再針對每個人身體狀況做額外補充。

例如：抽血發現貧血的女性，可以先自我審視看看有沒有因月經量多而導致貧血；或者可做糞便潛血檢查，看看有沒有潛在的消化道出血；亦可以向家族詢問看看有沒有地中海型貧血症狀，如果都沒有，則可以補充一些鐵劑跟葉酸。

如果是早出晚歸、都在辦公室，甚少有機會晒到太陽的工作型態者，或是停經後的女性，則可以考慮補充鈣質與維他命 D3，配合適度運動，減緩骨質流失。

有計畫受孕的女性，在備孕期間就可以開始補充綜合維他命、葉酸，不需要等確定受孕才吃哦！而且伴侶也可以在備孕期間一起吃，營養均衡才有機會提升或穩定精子的品質。

如果本身是多囊卵巢的患者，則可以補充肌醇，不僅能提升受孕機會，也可以降低妊娠糖尿病的風險。

比較高齡的夫妻（一般約為 35 歲以上）則可以一起吃 Q10（一種輔酶），提供精卵細胞內的發電機——粒線體能量，同樣有助於提升精卵品質。

不過還是要提醒，其實**最好的營養來源還是食物**，營養補充品僅能作為一種補充；從天然食物攝取均衡的營養素，吸收效果也會比營養補充品來的好喲！

女生必吃五營養──想健康吃這些食物

鈣	幫助骨骼發育，避免年老骨質疏鬆 可吃：牛奶、優格、起司
維生素 D	維持皮膚健康有光澤 可吃：鮭魚、秋刀魚、鴨肉、豬肝
鐵	避免貧血、免疫系統失調、疲勞 可吃：牛肉、紅豆、雞蛋
葉酸	預防神經傷害，孕婦特別需要補充 可吃：花椰菜、蘆筍、胡蘿蔔
維生素 B12	有助保護神經和血管，避免貧血 可吃：肝臟、蛤蠣、蛋黃

蔓越莓裡的前花青素真的能保護我們的泌尿系統嗎？

當提到蔓越莓，很多人立刻想到它對泌尿系統健康的好處。特別是蔓越莓中的前花青素，經常被認為是對抗尿道感染的天然武器。但這些小小紅寶石真的有這麼大的魔力嗎？

過去有些研究顯示，蔓越莓中的前花青素確實有助於防止某些細菌，特別是大腸桿菌，它們附著在尿道和膀胱的壁上。這就是為什麼蔓越莓被廣泛推薦作為預防尿道感染的飲食原因。但這並不意味著它們是萬無一失的解決方案，或者能夠治療已經存在的感染。

「但我聽說喝蔓越莓汁就能治好尿道感染啊！」

雖然蔓越莓中的成分可能有助於預防感染，但如果你已經有尿道感染的跡象，最重要的是及時就醫。蔓越莓以及果汁不應也絕對不可以被視為替代抗生素治療的選項。

此外，市面上的蔓越莓汁產品含糖量往往很高，這可能會抵消其健康益處。如果你想通過蔓越莓來獲得前花青素，選擇低糖或無糖的補充品，抑或直接食用蔓越莓補充劑或果實都是相對較好的選擇。

　　最後記得，保持充足的水分攝取和良好的個人衛生習慣，對於保持泌尿系統健康來說同樣重要。蔓越莓和前花青素可能是一個有益的補充，但它們只能作為整體健康生活方式的一部分。

四物湯、中將湯、生化湯，
到底要喝多少湯啦？

♥ 關於中藥食補

　　高中以前，每個月月經來過之後，媽媽都會叫我喝四物湯，說四物湯可以讓月經排乾淨，可以補氣。直到念大學時，認識家裡開中醫診所的同學，他告訴我，「**其實四物湯是一種水藥，不是每個人都適合的，最好還是要給中醫師評估體質後再喝**」。

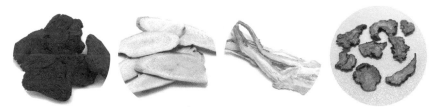

圖 4-2　四物包括熟地黃、白芍、當歸及川芎是一種水藥，
要經中醫師評估再喝。

那是我第一次學習到「中藥也是藥」的概念。

門診中也有許多患者和當年的我一樣，覺得中醫是很溫和的食補，若西醫門診無法解決自己的問題，就會轉而向中醫尋求協助。

的確在許多年之前，中醫師資格考試制度還非常紊亂的時期，確實不乏江湖郎中一味地給患者中藥進行治療，結果越補越糟；反觀最近幾年，有許多中醫師常配合西醫的影像檢查、疾病分類，**有不少病患在中醫師的建議之下，先來西醫門診檢查，確認沒有特定疾病，才繼續接受中醫治療。**

相對於非孕期女性喝的四物湯，生化湯則是生產完後的媽咪常常補充的中草藥。「該不該喝」、「什麼時候可以喝」⋯⋯也是產後媽媽經常詢問的。諮詢過中醫師後，還是要讓大家有個正確概念：生化湯聽起來像補品，其實**仍是一種藥物，目的是讓子宮收縮，排出殘餘的血塊與粘膜。**

不過因為**多數產後的媽媽會吃口服子宮收縮藥，所以基本上不需要再喝生化湯了；也避免在雙重藥物的作用下導致子宮劇烈收縮，產生劇烈腹痛或是大量出血的情況。**中醫師建議，如果家中長輩一定要產婦喝生化湯，必須**經過中醫師**

開方，並且依照產後的狀況，甚至可能需要調整藥方，絕對不是一湯到底喔。

門診經常會遇到一些女性，對於西藥的治療有點擔心，又或者經過西醫治療未能達成理想的效果，而想要改用中醫來調理。其實這並沒有不可以，但醫師**建議在中醫調理的過程，仍然要定期回到婦產科門診追蹤**，確定沒有新的問題產生。另外也**不建議同時使用中藥與西藥，因為可能互有衝突、或者因兩者有一樣的效果，導致作用太強**。總之，如果在吃中藥的過程中有持續出血或引發其他不適，還是要盡快到西醫找尋背後的病因，不要拖延。

經期迷思

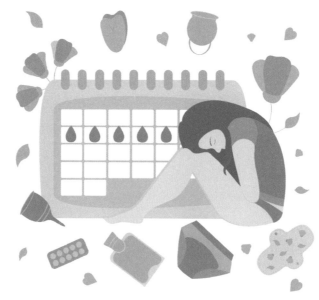

圖 4-3　生理期各種迷思，週期一定 28 天、可內射？

「我肚子好痛，是因爲吃太多冰品了嗎？」

「我那個來的時候闖紅燈，是不是不用怕懷孕啊？」

　　自古以來，關於女性的生理期有很多歧視與禁忌，這些社會規則在資源不足的農業時代，以人口作為國家與部族最重要的資源，了解甚至是控制女性的生育能力便成為一些文化中的習俗。譬如月事中的女性無法參與祭祀等規則，常被認為是想透過宗教禮法與祭祀的固定週期，進而蒐集女性月事與懷孕等資訊。

　　接下來，就讓我們從科學的角度，一起來解開生理期的迷思、祕密、謠言以及禁忌吧！

● 闖紅燈安全嗎？經期來時可以內射沒事？

　　理論上來說，經期時是不排卵的，所以即使男生在女性體內射精，也不會讓精子與卵子有結合的可能。但，這機率並不是百分之百，尤其是妳確定現在的出血真的是因為經期嗎？

　　只要有發生無套的性行為，男性的精子就可能從分泌物中游至女性體內，精子可以在女性的體內存活約 3 天，並

維持受精的功能；有的女生月經週期比較短，甚至在月經第七天的時候就排卵，因此若誤以為月經剛乾淨內射就不會懷孕，可是相當危險呢。

但也提醒，經期時相對容易感染，還請大家不要逕自闖紅燈，注意自身安全，且更要注意衛生與清潔。

● 經期洗熱水澡會增加經血流量？

絕對沒有這回事！經血流量是身體的問題，並不會受到外力影響。換個想法，「熱」的確會令人聯想到活血；但經血來自於子宮內膜，並非真正的出血，所以用「熱會活血」來思考並不正確。

相反的，在經期時洗澡或淋浴之清潔衛生非常重要，洗熱水澡或熱敷亦有助緩解經痛喔！

● 經期不能吃冰的？

生理期間能不能吃冰冷食物得看個人的體質，也就是看你的命。平常容易手腳冰冷的人，或吃生冷食物，腸胃就會不舒服的人，在生理期時吃冰可能會讓子宮收縮得更厲害，加重經痛。如果沒有這些情況的人，在生理期時吃適量的冰

品或冷飲，對身體並不會有傷害。

當然，中醫與傳統概念的看法可能不盡相同，但你仍然會發現，周遭有的人一輩子吃冰也不會有任何疼痛，也有人一輩子都喝溫水但仍痛到在地上打滾。（經痛還是建議看診，了解一下是否無其他問題。）

● 生理週期一定要是 28 天？

每個女性的生理週期都不一樣，28 天只是一個平均數字，月經週期大多介於 21 至 35 天之間，所以即使沒有剛剛好 28 天來一次，只要提前或延後 7 天都在正常的範圍內。

雖然因為體質會有所不同，但考慮到前面章節提到的子宮內膜癌等疾病，仍然會建議控制在每三個月內一定要有月經來，以避免子宮內膜不正常增生甚至是病變。

● 生理期不規律代表身體不健康嗎？

體質、情緒、壓力和飲食失調等，都有可能影響月經週期，卻不一定是代表身體出問題或不健康，但若經期不規律，身體又非常不舒服，請盡快詢問醫師意見，瞭解是什麼原因造成生理期不規律喔！

懷孕禁忌多多？！

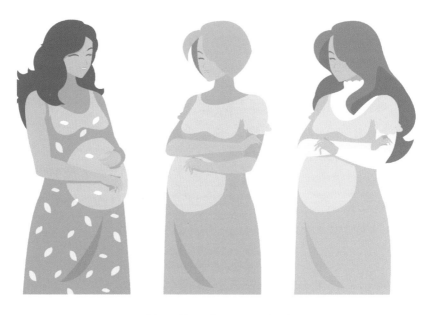

圖 4-4　懷孕禁忌多，是否都合理呢？

「醫師我懷孕了是不是要戒咖啡了？」

 「懷孕還能跟先生有性生活嗎？」

　　如前面經期迷思所言，既然月事、生理期會被納入習俗禁忌來管理，那麼承擔人口生育重責大任的孕婦想當然地會受到更多的文化習俗所限制，例如孕期釘釘子、縫針線、動剪刀會影響到胎神，導致生下有缺陷的孩子；亦有不可搬家移動、不可隨意更改室內擺設等跟「胎神占方」有關的習俗。但若以現今來談，或許可能是考慮了居住環境衛生、勞動工作風險、孕婦身心安穩等因素。

　　在西方醫學成為顯學的現代，回頭看孕期的各式禁忌仍然不無道理，但到底這些禁忌有哪些科學根據？又或只是空穴來風，也讓我們一起看看！

● 運動會導致早產嗎？

這得看強度，**適當運動再加上合適的運動強度不但不會影響胎兒，還能讓生產更輕鬆！** 歐美影集中不也常常看到孕婦們在公園、健身房不間斷地運動嗎？近年盛行孕婦瑜伽，也可透過鍛鍊重要核心肌群以及凱格爾運動等，來有幫助孕婦，所以關鍵不是不能運動，而是要有適量運動量與強度。

● 懷孕沒有三個月不能說？

懷孕前 12 週，胚胎有 1/5 的機率會因染色體或基因異常而停止發育，接著自發性地流產，因此流產的機率不低；如果已經把懷孕的好消息告知大家，後續面對親友的關切，可能會增加剛失去孩子的父母壓力。所以就醫學的角度來說，這項禁忌其實是可以理解的。

● 食物顏色決定胎兒顏色？

長輩們會說孕婦應多喝牛奶，才能使生下來的寶寶皮膚白皙；不要吃醬油，才不會導孩子皮膚變黑。其實這根本無科學依據，寶寶膚色是基因天生決定的，跟孕婦吃什麼無關！

● 懷孕期間不能有性行為？

除非孕媽咪懷孕期間有特殊狀況，例如胚胎著床不穩等問題，否則一樣能和先生維持親密關係，不用特別禁欲沒關係！

● 懷孕不能吃冰、喝咖啡嗎？

有些傳統觀念認為，孕婦應避免吃冰與含有咖啡因的食物，有「容易難產，且對寶寶的氣管不好」這些誤解，但這些並沒有醫學根據！無論是吃冰還是喝咖啡，只要注意不要過量，不但沒問題，反而有利孕媽維持好心情。

至於生冷食物，譬如禁吃生魚片這樣的說法，主要是因為生食的風險的確比熟食高，孕婦若擔心可以忍耐暫時不吃，但並不是吃了就會有任何決定性的壞處與影響。

坐月子這也不可以，那也不可以！

「我真的好想出門，而且我恢復的很好，可以不要再躺床了嗎？」

 「我的頭真的好癢，坐月子為何不能洗頭？」

　　我們能夠理解農業時代對於生育以及人口的重視，不僅在月經週期期間以及懷孕時有不少的文化習俗禁忌，對坐月子也有諸多想法，畢竟女性需要「持續地」延續香火，所以產後的恢復期理所當然很重要。

　　「產婦坐月子」的觀念可追溯到西漢時期，《禮記‧內

則》記錄此為漢人婦女產後必經的一種儀式行為。從孩子呱呱墮地開始到行滿月禮為止，為期整整一個月（或 42 天），因而名為「坐月子」或「月內」，西醫則稱之為產褥期。

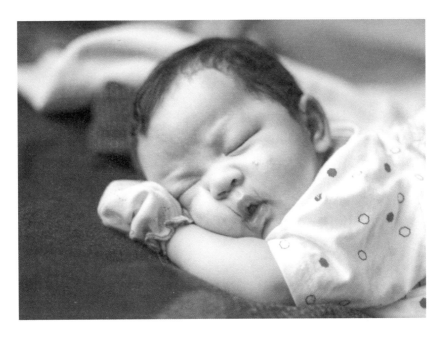

圖 4-5　坐月子是女人產後重要儀式行為

俗話說，「拼的過麻油香，拼不過棺材板」或「生贏，雞酒香；生輸，四塊板」。講的就是坐月子的重要性。農業時代生活艱苦、營養差；而坐月子不僅可以吃肉，還用上麻油、酒等重要食品佐料搭配，可見坐月子在東方文化中的重要性。

整體來說，坐月子進補不僅可讓產婦有充足的奶水哺育後代，還能加速母體恢復以便日後勞動，同時在坐月子的過程中適應母親與婦女的工作與角色差異，重新確立社會安全網與人際關係，具有人類學、生理學、社會學等基礎。接下來，我們也跟經期、孕期一樣，一起從醫學上釐清坐月子常見的禁忌依據是什麼。

● **產後一定要休息滿 1 個月，並且得待在家足不出戶？**

女性生產之後，身體無法立馬恢復到懷孕前模樣，東方人坐月子的觀念，可讓新手媽媽有足夠的休息的確是件好事，但醫師並不主張產婦必須完全足不出戶；相反地，只要體能可負荷，適度運動反而有助於體力恢復，幫助身體受損組織修復、肌肉恢復彈性喔！

- 產後要避免提重物，甚至連寶寶也不能常抱？

剛生產完，骨盆底肌還沒恢復，如果腹部不當施力（例如採取錯誤的方式提抱重物，進行勞動工作），年紀漸長可能會發生漏尿、子宮脫垂等情況。但是，媽媽產後抱寶寶、照顧寶寶是必須的，絕對沒有不能抱嬰兒的說法！

- 產婦不能哭，也不能長時間盯著 3C 產品看，否則眼睛會壞掉？

3C 產品螢幕會散發藍光，若長期、長時間使用又未注意保持距離，可能會對眼睛黃斑部造成傷害，這點無論是產婦或一般人都應避免，好好保護雙眼的健康。

產婦經歷生命的重大變化，哭泣是正常的情緒表達，最重要的是得了解媽媽為什麼哭？是不是有什麼無法化解的問題？針對這些問題來協助母親度過這段時間的變化，才是最重要的。記住，Happy mommy, happy baby.（and happy family!）

- 坐月子期間應避免洗頭，並且以擦澡為主？

產婦洗髮並無刻意限制，但一定要避免洗後吹風感冒。

至於產後的洗澡方式，若是**採自然產的產婦，建議可以淋浴的方式，並且在淋浴後針對會陰傷口做會陰沖洗**，避免傷口感染。

而**採剖腹產的產婦**，因為開刀的傷口較長，一般表皮需要一至兩週才會癒合，**建議一開始以擦澡的方式較為合適，之後如果真的很想淋浴，務必在傷口上貼美容膠布和防水貼布喔！**

● 坐月子期間忌食生菜沙拉、冰淇淋、冷飲，以及生魚片等生冷食物？

月子期間的飲食並沒有特別禁止的項目，最主要的是得注意飲食清潔，以免引起腸胃不適，並且需要均衡補充營養，幫助身體修復、促進哺乳，吃得健康又安心才是最重要的！

另外，生魚片等真正的生食是常見忌諱，主要是因生食相對煮熟的食物來說，飲食安全的風險更高，而並非營養上有明確的牴觸。

避孕迷思大會

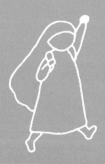

高潮有幾種？潮吹又是什麼？

　　第五章也是結語前的最後一章，我們聊聊最重要也根本的慾望，女人不需要掩飾的自我，「性」。

　　「性」這件事情因為很私密，而且每個人的狀態、感受都不一樣，醫學上也很難用科學的方法做實驗或是去證實某項說法是否真實，加上台灣社會還是有許多人對於性的看法保守且存在偏見，認為性是色情的、不純潔的、令人羞恥的。因此，許多人對於性的認識都是從同齡人間的片面經驗、或是來自各種愛情動作片的誇大反應，導致這個社會上出現很多關於性的各種迷思與鄉野奇譚。

> **特別提醒** 性慾強弱以及癖好都很私密與個人化，沒有標準答案，又或不需要標準答案。只要不影響他人，你與伴侶彼此都能接受，就不用太擔心了。

♥ 性高潮是什麼？

我怎麼知道我高潮了？高潮分哪幾種呢？潮吹是什麼？我有可能潮吹嗎？

臨床上，我們指的性高潮是依照跟性行為有關的肌肉、心跳速率、呼吸速度與深度、血壓等生理變化性來定義。高潮是由自主神經所控制，在性行為過程到一定階段，身體所累積的張力突然釋放，「可能」會引發骨盆腔肌肉不自主而有節奏地收縮，同時「可能」附帶身體其他部位不自主的扭動、發出呻吟，並且有血管舒張。有些人還會有臉頰潮紅的現象（曾有彩妝公司出了一款腮紅就叫做「高潮腮紅」呢），以及明顯的愉悅感或是全身放鬆的感覺。

當然，這樣的定義並沒有一個嚴格、且同時被所有研究人員認可的標準，導致性高潮的研究百家爭鳴，各家之間無法達成共識。例如有些人可能認為女性高潮不一定要有骨盆腔肌肉不自主的收縮；有些人認為性高潮不一定要有生理上的這些變化，有可能是內分泌的、神經的或者是心理上的。在男性性高潮的討論中，也有些人認為男性性高潮不一定要射精，或者雖然生理上他射精了，但他的大腦並不覺得有愉

悅放鬆的感覺。

❤ 女性性高潮的種類

目前比較常被拿出來討論的幾種女性性高潮，大概有陰道高潮、陰蒂高潮、子宮頸高潮等等。

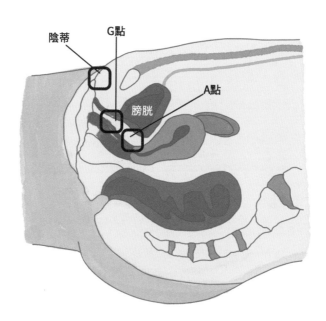

圖 5-1　性高潮種類

● 陰道高潮

又稱為G點高潮。G 點是一個性感帶，位置在陰道的前壁，距離陰道開口 3 ～ 5 公分的地方。此一位置經過刺激之後，可能誘發女性的性高潮。因它是由德國婦產科醫師 Gräfenberg 發現，後人就以他的名字將此處命名。

G 點的存在與否，在醫學上還具有非常大的爭議，因為在人體解剖時，並未發現女性陰道前壁有特殊的解剖構造。有些學者認為，G 點可能是陰蒂的延伸；也有些學者認為，可能是自認有 G 點的女性，其在陰道前壁這個位置擁有比較密集的神經分布罷了。

● 陰蒂高潮

因為陰蒂的英文是 Clitoris，所以又稱 C 點高潮。女性的陰蒂跟男性的陰莖是胚胎學上的同源器官，陰蒂頭對應男性生殖器官的龜頭，陰蒂海綿體則對應男性的陰莖海綿體。雖然女性的陰蒂主要隱藏在大陰唇合攏之間，但是透過手指、唇舌、性玩具或是插入式性行為等方式刺激，仍可以從外觀看出女性陰蒂海綿體的勃起，及整個外陰部會比較腫脹。陰蒂高潮也是一個不需要透過插入式性行為，就可以達

到的高潮方式。

● 子宮頸高潮

　　子宮頸高潮指的是刺激子宮頸與前陰道壁交界的地方，也就是前穹窿（anterior fornix）所達到的高潮，因而又稱為 A 點高潮。但陰道真正有感覺的地方，其實集中在靠近外陰的三分之一段，A 點高潮究竟是否真的存在，或者其實是為了刺激前穹窿，所以必須更深入地插入陰道，使得外陰受到更多擠壓，導致陰蒂高潮，目前未有定論。

● 潮吹

　　另一個讓人嚮往的目標，就是女性的潮吹（不過追求這點的主要都是男性）。目前針對女性潮吹的生理機轉，以及潮吹時分泌的液體來源，依舊沒有一個定論。

　　有一說法是，在女性陰道與尿道中間有一個叫做斯基恩氏管（Skenne's duct）的腺體，當女性受到一定程度的性刺激後，可能會促使這個腺體排出大量液體（不一定會是用

噴的），而這個液體的成分可能與部分的尿液類似。

另一個說法則是，可能當時女性的副交感神經非常興奮，使得控制尿液排出的尿道括約肌放鬆，如此一來，尿液便會不由自主地流出來，類似失禁的概念。

但無論如何，**潮吹不一定等於性高潮。就愉悅感受來討論，潮吹不一定會讓女性感到特別愉悅或放鬆，但或許可以讓伴侶感到獲得某種成就感，進而提升雙方性行為的滿意度。**

有些女性不曾感受過性高潮（這聽起來好像難以置信，但確實有一些女性就是如此），但是性愉悅、性高潮，甚至是潮吹其實都可能得以透過對身體逐步探索而被發掘。因此，我非常鼓勵大家，找個沒有掛心的事情、沒有人打擾的時間，在一個有安全感、舒適、乾淨的情境，與自己或與伴侶一起開發身體的各種可能吧。

做愛時，男性的生殖器真的會頂到子宮裡面嗎？懷孕時做愛會傷害到寶寶嗎？

這是很多人都有的疑問！首先，男性的生殖器在做愛時，其實是不可能頂到子宮的。子宮頸的開口非常小，生殖器無法進入。所以，這只是一個誤解（雖然男人們不會理解，但長短對絕大多數的女性來說不是最重要的。）

那麼，懷孕時做愛會傷害到寶寶嗎？答案是：大部分情況下都是安全的。

但要注意，高潮時會引發子宮收縮，而精液中的前列腺素也可能導致子宮收縮。如果在做愛後感到腹痛，且休息後沒有緩解，那麼最好去婦產科檢查。但請放心，寶寶有子宮和羊水的保護，所以絕對不會被另一半的生殖器「頂到」。

我的小陰唇需要整形嗎？

💜 性器官焦慮

成為婦產科醫師之後我才發現，女性對於自己的性器官是否正常，存在許多焦慮；而這樣的焦慮經常來自於單一（例如未看過多少女性生殖器官的伴侶）或者是錯誤的資訊來源（例如 A 片、網路匿名文章或圖片等）。

曾經有一對男女朋友來到我的診間，女生來詢問自己是否有陰道過短或是有中膈的現象，「因進行插入式性行為時，男友都只能進來一半」；也有媽媽帶著未成年的女兒來到我的診間，詢問女兒的小陰唇，「兩邊不一樣是正常的嗎？」

當然，雙子宮、雙陰道、陰道中膈都是真實存在的胚胎發育問題，但這些都是非常非常少見的情形。陰道的長度與人種、身高相關（所以伴侶的陰莖不是越大越好，而是剛剛好就好），人體也不是左右完全對稱（所以陰唇兩邊不一樣

長，就跟人的眼睛一邊單眼皮一邊雙眼皮一樣正常）；基本上幾乎所有人，經過視診、內診或者超音波檢查，結果都是正常的。

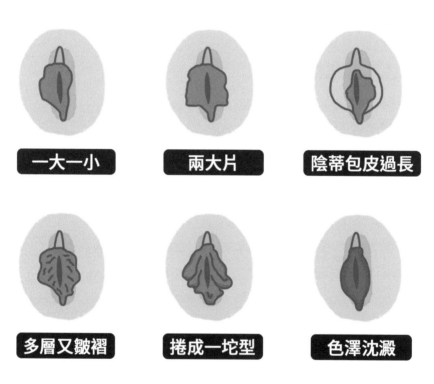

一大一小　　兩大片　　陰蒂包皮過長

多層又皺褶　　捲成一坨型　　色澤沈澱

圖 5-2　常見的陰道、陰唇形狀

● 一線鮑最吸引人嗎？

台灣目前審美標準，傾向大陰唇能夠將小陰唇完整包覆在內的模樣，江湖術語稱為「一線鮑」。然而許多女性的大陰唇不一定足夠滋潤到這個標準，有些女性甚至會需要用填充物、或者以自體脂肪移植，施打在大陰唇上，增加豐滿程度。

日本的審美標準據說就是小陰唇略長於大陰唇。而歐美審美標準，目前張醫師比較沒有機會跟歐美人士聊這個問題，缺乏參考標的（笑），如果有讀者朋友對這了解，歡迎私訊張醫師粉專，與醫師交流（認真）。

● 私密處整形

最近幾年，有廣告詞出現：「私密處是女人的第二張臉」。從外陰部的清潔用品、保養品、除毛乃至陰部整形，可以看出「私密處經濟」正蓬勃發展，每一項都是生意。我自己比較不認同這句話的字面意義；畢竟沒有人會把私密處當成臉，露在外面給人看，況且要是一個人因為私密處不符合性產業

所設定的審美標準，就自我懷疑或是進行不必要的整形，對於增進兩性關係也不是正面的保證。

● 要不要整形？

至於小陰唇到底要不要整形？讓它變成兩邊對稱？或者長度縮短到可以包覆在大陰唇內？醫師建議，如果妳自己覺得小陰唇過長，造成穿褲子、騎腳踏車時會摩擦到，或者覺得容易造成悶熱、發癢及清潔上的困擾，當然可以到診間諮詢。若是單純因為美觀因素想要整形，就是個人的意願問題了。

● 整形健保有給付嗎？

回歸最實際的問題，小陰唇過長導致生活上的困擾，到底能不能用健保給付來進行手術呢？

目前小陰唇過長是不能跟健保局申報點數給付手術的，**基本上都是自費的喔！**至於手術本身有沒有什麼特別的風險或是後遺症，基本上沒有，但是**如果你接受手術的診所沒有合格的麻醉科醫師給予麻醉，麻醉的風險會高於手術本身哦。**

● 整形術後的注意事項？

　　術後有沒有要注意的事情呢？有的，由於女性外陰部是血流供應非常豐沛的地方，一般建議手術後要暫停性行為一個月，避免因性行為導致傷口裂開。那麼張醫師是否能協助病人進行小陰唇整形術嗎？是的，除了生產，婦科手術以及小陰唇整形術也是我的專業之一；另外，陰道雷射、泌尿道雷射也是。

產後做愛，老公說我變鬆了，怎麼辦？產後漏尿又該怎麼辦？

　　雖然很想回答「那是他不夠大，不是你不夠緊」，但我知道實際上不太可能這樣回答。男性多半有陽具迷思，心靈會很受傷的，所以醫師還是好好說明一下成因與解方吧。

♥ 陰道鬆弛

　　女性經歷過懷孕、生產，以及隨著時間導致膠原蛋白的流失、陰道彈性降低等，的確可能會有伴侶覺得進行性行為時的「包覆感」下降了；另外女性在逐漸進入更年期時，陰道黏膜因為漸漸缺少雌激素的刺激，陰道上皮組織厚度減少，使得陰道有乾澀、搔癢、解尿疼痛等生殖泌尿道黏膜萎縮的症狀。這時候，可以透過**「凱格爾運動」**來鍛鍊骨盆底肌群

的力量。此外，飲食上也可以補充一些能夠製造**膠原蛋白的原料、避免過度減重**，及透過陰道雷射，以達到部分改善。

然而現代人生活忙碌，要能夠每天持續提醒自己做凱格爾運動，實在是一件不容易的事，因此，現在的醫學科技也為許多重視性生活品質、想改善漏尿困擾的女性，開發各種不同的治療方式。

醫師告訴你

補充膠原蛋白的食物有哪些？

討論膠原蛋白補充之前，我們先要有個理解，其實人體的膠原蛋白是透過攝取某些原料營養素再自體形成的，並不是直接把膠原蛋白吃進去就一定有用。而常見的富含膠原蛋白的食物跟膠質這類名詞的食物，我們這邊先一併看待以方便理解。基本上，Q 嫩 Q 彈的食物，且多富含油脂者常常都是來源，如豬皮豬腳、雞爪、牛筋、魚頭、海參，植物中的山藥、秋葵、蘆薈、木耳、仙草、愛玉等也都有。

而前述的食物中，若爲動物性的常常會附帶著油脂（如雞皮、豬皮），所以吃動物來源時，魚肉、雞肉相對健康些，而植物的來源相對比較沒這個問題。另外，補充膠原蛋白時，適量補充維他命 C 這樣的輔酶也是重要的喔。（你可以用吃鈣要配維生素 D 來理解）

♥ 「凱格爾運動」

凱格爾運動指的是一系列鍛鍊骨盆底肌群的動作，它有助於改善漏尿、氣體從陰道排出，甚至是「挫塞」的狀況發生，當然也可以強化「性」滿意度。

我們的骨盆底肌群雖然也是可以被意識控制的肌肉，但因為日常生活比較少用，所以有許多人並不知道如何對這群肌肉使力。

我們也可以透過許多核心肌群的練習，順便訓練一點點骨盆底肌群，例如**瑜伽的「橋式」或者有重訓習慣的「臀推」**

動作，就可以對屁股肌肉用力到一定程度後，加入骨盆底肌群的力量。或者用彈力帶圈在膝蓋上下，做開腿的動作，也可以練習到骨盆底肌群。

然而，這些是比較被動的骨盆底肌群練習。我經常教導患者練習凱格爾運動的方式是，**「想像你現在非常想拉肚子，但是還沒到廁所，所以你必須努力忍著。」**以這樣的用力方式，就會比較主動地訓練到骨盆底肌群。

有的醫師可能會說，**「試著尿到一半停下來」**，雖然也**會訓練到骨盆底肌群，但長期這樣的訓練可能會導致未來排尿的控制出現問題**，所以盡可能還是不要這樣哦。

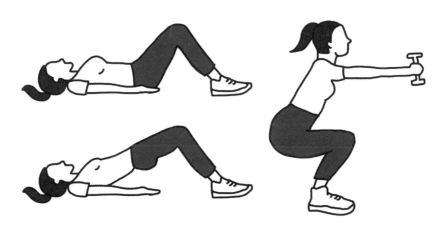

圖 5-3　骨盆肌群訓練

市面上也有一些玩具可以幫忙訓練骨盆底肌群，例如聰明球，或者一些類似電動按摩棒之類。也有手機 APP 可以連結，協助視覺化自己用力的力道與持續時間的遊戲模式，都是非常好的訓練模式。

💜 陰道雷射

即透過雷射的熱刺激，讓陰道黏膜表面的老廢細胞汽化及深層的膠原蛋白纖維縮短，並且刺激膠原蛋白及彈性纖維的新生和重組，以達到增加陰道整體緊實、改善輕中度尿失禁的效果。

目前市面上的陰道雷射，大致分為二氧化碳雷射及鉺氬鉻雷射，兩者差別在於雷射光經過探頭裡面的介質，會導致激發出來的雷射光波長及穿透力有所不同，對於組織的破壞程度與疼痛感也不同。

陰道雷射有兩種不同的探頭，分別用於「強化陰道緊實」以及「改善應力型尿失禁」。360 度的探頭會將雷射光反射至陰道的四面八方，不僅可以加強陰道緊實，也讓陰

道表面老廢細胞被汽化，促進組織再生，改善陰道感染的困擾。90 度的探頭則是將雷射光反射至陰道的前壁，使膀胱、尿道與陰道之間的區域膠原蛋白增生，並增加骨盆底的穩定度，改善輕中度的應力性尿失禁。

● 陰道雷射的療程及注意事項

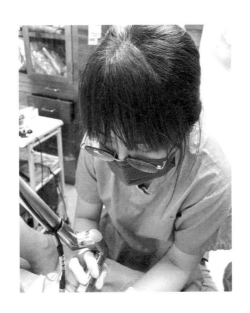

　　一般陰道雷射的療程是一個月打一次，連續打三次，單次治療時間約 15 分鐘。通常第二次治療，應力性尿失禁的

狀況就會有主觀明顯地改善，而完成連續三個月的治療之後，視個別患者的保養狀況，約**可維持 3 個月至一年不等的效果**。在治療之前，除了必須由婦產科醫師諮詢、評估之外，最好能夠提供一年內的抹片報告；另外治療的當下必須避開懷孕、生理期、出血、感染等狀況，**治療後的一週內要避免性行為及泡澡等**。

● 打陰道雷射會痛嗎？

　　女性的陰道其實只有外三分之一比較有感覺，所以在治療陰道內三分之二的部分時，患者通常不會感到疼痛。在打外三分之一的時候，會開始聽到比較大聲的雷射擊發的聲音，同時會伴隨灼熱，甚至有些疼痛的感覺。**這個灼熱感在打完雷射的一個小時後逐漸消退。大部分患者不需要事前先上麻藥，但若非常怕痛也可以在治療前半小時先塗上麻藥。**

♥ **陰道電波**

　　陰道電波是利用電流刺激，將能量傳導到相較於陰道雷射更深層的組織，同樣可以改善陰道鬆弛、漏尿等困擾。

目前坊間有兩種陰道的電波治療，分別是利用 Thermage（也就是臉部電波的專利技術轉移）的微電波以及 RF（radiofrequency，電流射頻，也稱為高周波）的蝴蝶電波。治療的時候仍會有一些溫熱感，不過**治療的次數一般來說一年一次即可，不像陰道雷射需要的治療次數較多。**

當然，要接受電波治療，也需要避開出血、感染，甚至腫瘤等疾病問題。

♥ 陰道緊實手術

也有人來門診諮詢是否可用手術的方式達到緊實的效果。不過，如果是一般陰道前後壁縫合手術的方式，的確比較能夠改善陰道入口的緊實感，若是陰道內部的緊實感，可能改善效果有限。

要做到陰道深處的緊實，就必須先將陰道黏膜與底下的筋膜層分離，再將筋膜重新縫合、拉緊之後，才把陰道黏膜部分修剪及縫合。這樣的手術風險可能會不小心將位在陰道後側的直腸弄破，倘若癒合不良更可能導致陰道直腸之間有

一個通道（廔管），使得糞水從陰道流出，所以一定要審慎評估。

♥ 關於尿失禁

相較鬆弛的問題，產後或年長女性更常見的困擾其實是漏尿。漏尿可分為不同種類，例如應力性尿失禁、急迫性尿失禁、滿溢性尿失禁、功能性尿失禁等等，而女性最常見的漏尿是「應力性尿失禁」。

女性應力性尿失禁肇因於懷孕的過程中，胎兒的重量長時間壓在骨盆底肌群及膀胱上，使得關緊尿道括約肌的力量不足；生產過後（不論是自然生產或是剖腹產），骨盆底肌群的彈性及力量如果缺乏訓練就會變得不穩定，導致女性在咳嗽、打噴嚏、大笑、快走、跑跳的時候，會有漏尿的情況。應力性尿失禁可能在產後會自然恢復，不過亦可能症狀持續，造成生活上的困擾。

針對輕度或中度的應力性尿失禁，一樣可以透過凱格爾運動的練習達到改善。只是現代人生活忙碌，很容易沒時間

運動，所以也可以透過陰道雷射或是電波治療來改善。不過這兩項都算侵入性的治療，因為會伸一個探頭到陰道裡面，所以患者必須寬衣解帶，敞開雙腿，很害羞的患者可能無法接受。

當然，科技日新月異，近年又有了G動椅問世。G動椅是什麼？是透過電流磁效應，將磁場聚焦於患者的骨盆底肌群，讓骨盆底肌群受到刺激而產生收縮，如此一來即達到非侵入式的治療。

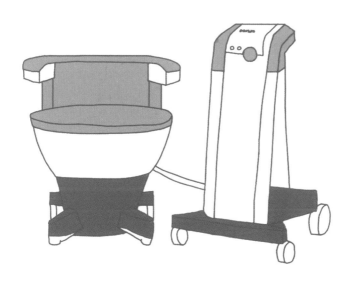

圖 5-4 G 動椅

當然，不是所有的人都適用 G 動椅治療，例如體內有置入心臟節律器、去顫器、金屬植入物的患者都不能使用此類電磁產品。

　　最後要提醒各位女性同胞，醫美風氣盛行，不論是為了追求陰道緊緻、更美好的性生活，或是有漏尿困擾的人，建議在尋求儀器輔助的治療前，仍然應該先請專科醫師評估，避免花了大錢，卻沒有達到預期的效果喔！

「這樣的話會懷孕嗎？」

💜 避孕迷思

　　說到避孕，粉絲專頁裡總有粉絲私訊我，內容大概就是「醫師，我這樣那樣、如此這般，會不會懷孕？」因此，我們要用短短的篇幅複習一下月經週期，以及介紹各種避孕方式的原理，最後再用「來函照登」的方式，也讓你回答看看「這樣會不會懷孕？」

　　女生的生理週期，以每次月經見紅當作週期的第一天，月經週期的第 7 至 21 天之間會排卵，這時候如果沒有受孕，則排卵後 14 天，黃體萎縮、內膜剝落，形成下一次的月經。大部分的女生是月經週期第 13 至 15 天會排卵，所以月經週期為 28 天，這也是我們稱生理期為「月經」的原因，因為大部分女生生理期一個月會來一次。

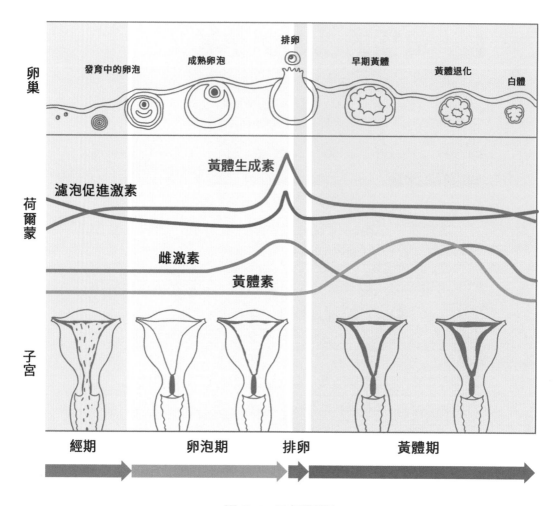

圖 5-5 月經週期

● 安全期避孕法

　　平均來說，排卵後，卵子可以存活一天，而精子可在女生體內存活三天。因此，「安全期避孕法」就是利用**規則**月經的排卵時間，前後扣除精子在女生體內可能存活的時間，即假設一個月經週期 28 天的女性，她的安全期就落在月經週期第一天至第十天，以及第 16 天至下次月經來前。

基礎體溫表

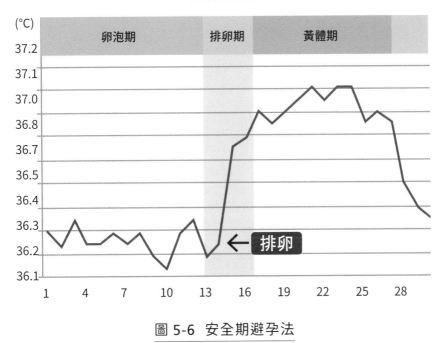

圖 5-6　安全期避孕法

不過有的時候，**雖然我們身體見紅，卻不一定是真正的子宮內膜剝落所形成的月經，而有可能是各式各樣的原因所造成的出血，造成計算月經週期的誤判**；加上排卵的時間其實是無法預知的，萬一這個月第 11 天就排卵了，本來想說是安全期的第 9 天、第 10 天就突然變成危險期了，別忘了**精子可以在女生體內存活三天**。

另外還有比較特別的情況是一個週期排兩次卵，這個情況也會導致安全期避孕法失靈。另外，也有人會問「既然我們可以利用排卵當天體溫會略低的方式知道有無排卵，藉此提高受孕機會；反過來說，我們可以用這個方法避孕嗎？」答案也是否定的，因為要是前一天晚上 Happy 過後，隔天早上發現體溫略低，豈不是來不及了。（登愣～）

● 性交中斷法

很多人都以為，男性只有在射精的時候，精蟲才會排出體外；實際上並非如此。在男性的分泌物中，其實還是可能有少量游離的精蟲，所以**任何沒有全程正確配戴保險套的性行為，即使沒有陰莖插入的性行為，不論是隔著內褲摩擦，或是僅只有手淫過後再指交，都還是有機會懷孕哦**。千萬不

要天真地以為只要男性在快射精之前拔出來就不會懷孕。

性交中斷法不利於女性的地方在於，這種避孕方法的主動權掌握在男性，如果今天男性忍不住中出，或者根本是無賴地直接射精在女性陰道裡，「跟說好的不一樣」，女性也無可奈何。請各位不想懷孕的婦女同胞不要讓自己陷入這樣的處境。

● 保險套避孕法（相對安全的好選擇）

保險套可不是近代才出現的發明，古埃及的考古文物就已經發現保險套的遺跡。保險套是效果好且便宜的避孕方式之一，不僅能夠幫助避孕，還能阻止細菌、病毒在人與人之間的傳播。

使用保險套避孕失敗最常見的原因，很無奈地，依然會跟**沒有在性行為的「全程」中、「正確」地配戴**保險套。

原因如前述所說，「在男性的分泌物中，可能含有少量游離的精蟲」，即使是先在無套情況下，抽插幾下暖身，再戴套完成全套的性行為，還是有可能使女性受孕。

另外就是男性都希望自己有大雞雞（對，男人就是很簡

單，學歷與社經地位再高的男性，最想要的還是大雞雞），所以在購買保險套的時候，沒有人想買 S 號或是 001 號，這樣的結果就會造成保險套無法貼合性器官，使得保險套可能在性行為過程中滑脫，裡面的體液還是有可能跟女性的體液交換。

但最常見的不戴套理由，就是男人會說「戴套比較沒感覺」。這句話真的是在利用女性對男性的愛進行情緒勒索啊！男人比較沒感覺關女人什麼事，只要男人沒軟掉，女人才沒差呢！

再者，你覺得男人戴套進行性行為就會因為比較沒感覺而無法高潮、無法射精嗎？為什麼要為了讓男性比較有感覺，而讓女性承受可能懷孕或染病的風險呢？當你要吃事後避孕藥，導致後來不知道有沒有避孕成功而夜不能寐；當你因為吃了事後避孕藥，導致接下來的生理期大亂，男人能幫你承受嗎？當你說你懷孕時，男人還可以說「你確定真的是我的種嗎？」這種屁話；或者當你要去做人工流產，男人頂多出錢，卻不能為你的身體承擔任何疼痛與未來可能不孕的併發症。

真的不用因為當下的氣氛與對方的期待，解除你要對方

戴套的堅持。

● 口服避孕藥（穩定吃的話也相當有效）

　　至於口服避孕藥的避孕原理又是什麼呢？口服避孕藥有兩類，一種是從月經週期開始每天連續吃的，也經常被稱作「事前避孕藥」；另外一種則是應急的「事後避孕藥」。

　　事前避孕藥是**利用口服外加的荷爾蒙（雌激素＋黃體素），讓女生自身的排卵被抑制，但又透過連續補充而後停藥的機制，使子宮內膜剝落，形成月經。**

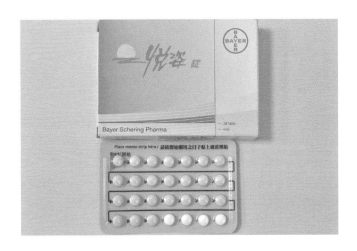

圖 5-7　避孕藥有吃 21 天的，也有吃 28 天的

經常有人問我，「吃事前藥是不是很傷身？」這完全是誤會，**事前藥就是月經不規則的時候，醫師會開給患者的「調經藥」**，除非本身有抽菸、肥胖、肝臟疾病、凝血功能異常的問題，可能有形成血栓的風險，否則事前避孕藥對身體沒有什麼傷害，甚至有研究顯示，如果能夠長期（約 10 至 15 年）服用事前避孕藥，還可以減低卵巢癌及子宮內膜癌發生的機率。

　　事後避孕藥的**成分則是「高劑量的黃體素」，在無保護措施的性行為後 3 到 5 天內使用。一般坊間的藥多半要求在 3 天內**，需要依照藥物指示服用，並且設計成越早吃越好。其原理是透過高劑量的黃體素，讓身體以為我們已經受孕，進而干擾排卵與著床，同時增加子宮頸黏液的濃稠度，讓精子不容易進入子宮。

　　一般事後藥的避孕效果可以達到 80～90%，但如果吃了事後藥後還是進行無保護措施的性行為，避孕效果就會變得不可靠。**如果已經排卵或甚至已經受孕才吃事後藥，避孕效果會大幅下降。建議兩週內如果月經沒來，就要自行驗孕。**

由於事後避孕藥會干擾正常的荷爾蒙波動，所以可能導致下次月經來的時間改變，有機會提前或延後，甚至遲遲不來。因此，**一般不建議一個週期吃兩次事後藥，吃藥後如果有任何出血超過 7 天的情況，也應該儘快就醫。**

● 避孕環

避孕環也是最近幾年才開始出現的避孕產品。避孕環的避孕原理與事前避孕藥相同，透過在陰道內放置塗了雌激素與黃體素的圓環，讓藥物被吸收後抑制體內的排卵，以達到避孕效果。一般來說與吃 21 天的避孕藥相同，圓環放在陰道內 21 天，然後取出休息 7 天，這時候會有月經來，第 8 天再換一個新的避孕環在陰道內。

避孕環的優點就是可以免除忘記吃避孕藥的問題，而且性行為的當下其實可以短暫取出避孕環，既不影響性行為的感受，也不會影響避孕效果。缺點就是女性必須自己將避孕環放入陰道內（許多女性仍然對於將自己的手指或外物放入陰道內有所恐懼），同時避孕環的價格比起其他避孕產品也算是比較昂貴。

● 子宮內避孕器

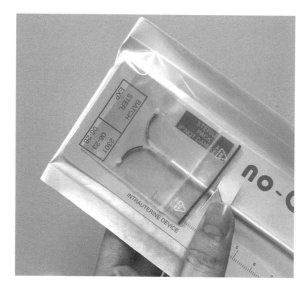

圖 5-8　子宮內避孕器

目前台灣的子宮內避孕器分兩種，一種是銅 T，一種是子宮內投藥避孕器。兩種的避孕效果都能達到 99% 以上。銅 T 避孕的原理是讓銅離子釋放到子宮內膜，使子宮內膜處在發炎的環境而不利於著床。子宮內投藥避孕器（Mirena 蜜蕊娜）則是在避孕器上塗抹黃體素，並在五年內緩緩釋出，使子宮內膜增厚的幅度變少，比較不利於著床，同時讓子宮頸黏液變黏稠，如此一來，精子不容易游進

子宮內，以達到避孕效果。蜜蕊娜的缺點就是價格比較貴，而且五年後需要更換，才能維持避孕效果；額外的優點是，蜜蕊娜除了可以避孕，它讓子宮內膜增厚的幅度變少這功能，還可以達到減少經血量的作用。當然，使用這兩種避孕器還是有那麼一點點機會受孕，所以建議放入避孕器後，倘若月經沒來一定要先自行驗孕。

● 結紮

結紮當然是一個最直接了當的方式，可以避免精卵碰在一起，以達到避孕效果。但通常只有在已經生過小孩的情況下，男性或女性才會考慮結紮。

女性結紮比較麻煩，因為無論是剖腹產時順便結紮，或者在自然產後另安排手術，都需要讓女性麻醉，再把肚子打開來，截斷輸卵管，同時皮膚上會有較大的傷口、疼痛也較明顯。男性結紮則相對單純，甚至不需要整個人麻醉，只要在陰囊打足夠的麻藥，手術完休息一下就可以回家了。

女性結紮後，馬上就可以有避孕效果，但男性仍要持續用其他避孕方式避孕 60 天。因為精子從精母細胞發育至成熟的精子，中間一共得經歷 60 天，且會在睪丸、附睪、輸精管、儲精囊等地方移動，所以千萬不要高興太早，以為做完輸精管結紮就可以開始無套性行為，還是會中獎的喔。

避孕方式大評比

	性交中斷法	安全期避孕法	保險套	事前避孕藥
優點	不用花錢	不用花錢	除了避孕，還可以預防性病傳染	主控權在女性，可以順便調經
缺點	主控權不在女性且男性即使未射精，仍有精子隨分泌物排出	排卵並非百分之百準時，稍有差池就有可能懷孕	男性感受度稍微下降。 單次使用造成環境汙染（？）	不能忘記吃藥
價格	70 ～ 75%	70 ～ 75%	85 ～ 98%	92 ～ 99%

結紮並不是完全不可逆的避孕方式，有些專家會做輸卵管／輸精管重接，不過重接後的暢通率不一定百分之百，有時候甚至會有過敏反應。所以在接受結紮手術前，一定要謹慎評估。

事後避孕藥	避孕環	子宮內避孕器	女性結紮
亡羊補牢	可以減少因忘記吃避孕藥而避孕失敗的情況	不用擔心忘記服藥而避孕失敗	一勞永逸
多次服用可能造成亂經	需克服心理障礙，且必須自行將避孕環放入陰道，有可能滑脫	仍有骨盆腔感染或是避孕器穿孔的風險	價格貴、術後疼痛，未來反悔重接，成功率不一定好
80～90%	99%	99% 以上	99.6～99.8%

凍卵怎麼凍？
我有需要凍卵嗎？

　　隨著時代進步，女性的受教權與在職場上的發展實不亞於男性。正因為如此，許多女性在適婚年齡並沒有結婚，結了婚也不一定得生小孩，因為他們可能沒有遇到適合的對象，或是覺得經濟基礎不夠穩定，不能給小孩好的成長條件，抑可能擔心若在這時候生育、中斷職涯的發展，未來要回到職場並不容易……。種種因素都讓生育率下降，還好隨著生殖醫學的發展越來越進步，凍卵也變成未有生育計畫的女性選擇之一。

♥ 凍卵究竟怎麼凍？

　　說到婦產科的各種議題，萬教歸宗、萬法歸一，還是要回到圖 5-5 女性排卵與生理期這張圖來說明。

正常來說，每個月月經來的時候，腦垂體後葉釋放出促濾泡生成素（FSH），讓一批卵泡進入週期而開始發育，不過只會有一顆卵泡發育得特別好，這期間它會越長越大、脫穎而出，同時抑制其他卵泡的生長，並在 14 天後排卵，獲得與精子邂逅的機會。

凍卵則是要透過外加的藥物，可能是吃藥，可能是打針，也可能是打針加吃藥，讓一開始進入週期的這批卵泡全都獲得長大的機會，並且在盡可能多的卵泡足夠大時，打破卵針，接著在打針後的 36 小時左右進行取卵手術。這些卵子被取出後，經過特殊的冷凍技術，保存在低溫環境中，直到這名女性決定要取出這些卵，進行受精及植入體內。

在凍卵療程的期間，除了要能勇敢往自己的肚子上扎針打藥、讓卵泡長大，也需要定期回到不孕症中心的門診，做陰道超音波監測卵泡大小，以及抽血監測賀爾蒙的數值，有時候抽血結果出現變化，就會接到不孕症中心的電話，囑咐要進行療程微調計畫，一顆心隨著檢查結果上上下下，其實是一段辛苦的時間。

💙 凍卵很貴嗎？

不孕並不是影響生命安危的疾病，凍卵大部分也都是為了保存可能的生育計畫，因此療程都是自費的。由於療程發展日趨成熟，用藥在不同的生殖中心裡其實大同小異，打針加手術取卵的費用大約落在 8 ～ 10 萬，後續則有每年冷凍保存的費用。

● 為了取卵而刺激卵巢發育卵泡，會提早更年期嗎？

女生在出生的時候，卵巢大約共有 15 ～ 50 萬個卵泡，青春期時大概還剩 3 萬個，等到 50 歲左右要停經的時候，大概就僅剩 1000 個卵泡了。

一個週期只有一顆卵成熟可以受精，假設女性從 15 ～ 50 歲都月經規則，則一共會經歷 420 次月經週期，也就是只有 420 個卵泡發育成成熟的卵子，剩下的 29,000 多個卵泡都消失於無形。

所以為了取卵而刺激卵巢，其實只是讓那些本來會灰飛煙滅的卵泡可以跟著一起長大，而不是消耗更多卵泡，更不會造成更年期提早。

● 凍卵療程除了要打針跟抽很多血，還有什麼副作用？

　　不論女性取卵後是否要把卵子冷凍，或是已婚女性要將取出的卵子與先生的精子受精後再冷凍（冷凍胚胎，簡稱「凍胚」），在這樣刺激大量卵泡發育、誘發卵泡排卵的情況，少數女性可能會發生「卵巢過度刺激症候群」。

　　卵巢過度刺激症候群的發生，是因為賀爾蒙的刺激，讓血管的通透性變好，所以血管中的水分會大量流進腹腔、胸腔，導致腹部脹痛、呼吸會喘；而血管內的血液因為水分流失，變得非常黏稠，嚴重者甚至有可能導致血栓或中風。

　　臨床上也遇過女性在取卵後，因卵巢受到藥物刺激而變得非常大，而發生自發性的卵巢扭轉，最後使單邊卵巢壞死而不得不進行手術，將它切除。

　　容易發生卵巢過度刺激症候群的族群有：

❶ 年紀輕（小於 35 歲）且體型瘦小的女性

❷ 多囊卵巢患者

❸ 單次誘導排卵卵泡大於 15 ～ 20 顆者

　　雖然現在生殖醫學的技術越來越純熟，可以透過很多方式不讓過度刺激發生，不過偶而還是會有這樣的併發症。

● 據說捐卵可以賺營養費？

《人工生殖法》有規定，因為捐精、捐卵者必須經歷各種檢查與手術，因此男性與女性捐精捐卵都可以領取營養金。男性捐精最高可領取新台幣 9000 元，而女性捐卵最高可領取 9,9000 元。

但說到捐卵賺營養費的話題我就生氣，先讓我說說三個真實故事。

故事一

有醫學院的學生提及，臨床醫師在上課時曾指著男同學說，「你就是 9000 元」，接著，指著女同學說「你就是 99,000」；同學覺得自己被物化了，非常不舒服。住院醫師將此事往上呈報給師長，科部內遂不再聘請這位醫師來給學生上課。

故事二

有次我為偏鄉國中的女孩們講解有關女性的生理知識，課後提問時間居然有孩子問我「捐卵可以賺多少錢？」

我很訝異，居然有青少年為了買想要的東西，不是思

考要如何增進自己的能力，讓未來可以有份安穩的工作，而想要捐卵賺快錢。他們顯然不知道捐卵只能捐一次，也不知道捐卵可能存在的風險。他們有這樣的想法，讓我爲他們的未來擔憂。

捐卵不是人人能捐，必須符合年齡在 20 ～ 35 歲之間、身高高於 155 公分、BMI 介於 18 ～ 24 之間，沒有吸毒、精神病史、傳染病史、遺傳性疾病病史，且未曾捐過卵、或受贈者未因你的捐贈而產下小孩，也沒有保存等待植入胚胎者，才能進行捐卵。

故事三

最讓我憤怒是，有次我在門診遇到一個女生，她問我：「我眞的有多囊卵巢症候群嗎？」

「我去某某婦產科，醫師說我有多囊症，還說我看起來很缺錢的樣子，問我要不要捐卵？」

有些女性可能因爲卵巢動過多次手術，或者單純因卵巢功能不佳，無法用自己的卵子孕育出下一代，卻想要小孩，便會考慮接受卵子捐贈。然而，我認爲鼓吹捐卵已經

變成少數不肖醫師牟利的手段。

　　在這個凍卵、捐卵等不孕症療程越來越商業化的時代，儘管大部分是你情我願的醫療行為與金錢交易。我不清楚在一些大家視而不見的角落，是否有人被迫捐卵，但這個現象背後的脈絡值得你我思考：例如「如何讓某些族群不因為一筆營養金而捐卵」、「如何讓某些人不再用冠冕堂皇的理由剝削女性的身體」，或者「如何讓女性有所選擇」等。

婦產科女醫
給所有女性的建議

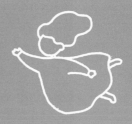

「身為女人，一定要學會愛自己。」讓自己好好的，再讓自己美美的。

　　照顧自己是基本要求，也讓我們有能力照顧周遭的人。美麗的根基是健康，不論你是為了自己還是了為別人而美麗，都要先為了自己而健康，然後才是讓自己美麗、自信。

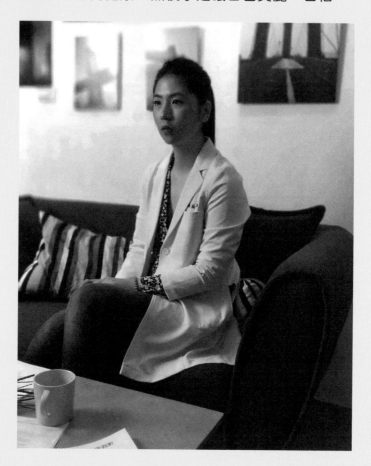

讓自己健康美麗的飲食

多吃含各類型的原型食物

大多數的女性朋友們，都希望自己永遠年輕、永遠美麗，即使不是這樣，也不要衰老的太快、太早。很多女性朋友四十歲以後，身體中的雌激素由於卵巢機能衰退而減少；一旦當雌激素匱乏，膽固醇上升、皮膚開始變得粗糙、骨質密度下降，提前衰老的現象就可能相繼出現。

想留住活力和朝氣，延遲衰老，關鍵就是多吃各類型的原型食物、少吃加工食品。從食物中攝取各種營養素，是維持身體機能與好氣色、既安全又健康的最佳選擇。

如果想攝取一些幫助體內調節雌激素的食物，在日常生活中，這樣的食物其實有很多，以下稍微舉例幾項：

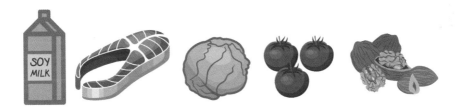

圖 6-1 含雌激素的食物

1. **含豐富異黃酮的大豆和豆製品**：有平衡雌激素和雙向調節的作用，是不可多得的雌激素調節食品。

2. **含有豐富的維生素 D 的魚類**：能在體內與荷爾蒙形成一定的關聯，持續食用有效調理雌激素平衡。

3. **富含硒元素的薺菜、大蒜、香菇、番茄、南瓜等蔬菜；和富含鋅的牡蠣、青魚、鰻魚、海帶、豆類、芝麻、胡桃等**：對平衡雌激素有特殊功效。

4. **含有豐富不飽和脂肪的種子、堅果、橄欖油**：對平衡體內荷爾蒙也有良好功效。

然而，蜂王乳、胎盤素這些所謂的美容聖品，身為一個婦產科醫師，我們非常不建議女性攝取這類動物性來源產品，因為過多的雌激素刺激，尤其是在更年期時，可能增加癌症的風險。

● 多喝會越來越水的飲品

人體一天所需的水分約是**體重乘以 30 毫升左右**，喝水有其必要，但絕不是越多越好。那麼除了無色無味的白開水以外，還有什麼東西是女人可以多喝，喝了會越來越水呢？

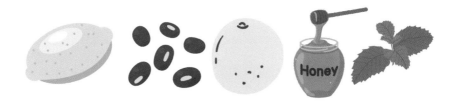

圖 6-2 女性可多喝的飲品

1. **檸檬**：檸檬是天然的抗氧化劑，含有豐富的維生素 C，具有養顏美容、抗老化的效果，更是促成製造膠原蛋白的成分。檸檬酸酸的味道很適合在天氣熱的時候飲用，清涼消暑。製成檸檬水也是不錯的選擇。

2. **紅豆或黑豆**：紅豆與黑豆是促進代謝的好食材，能幫助消除水腫、利尿，很適合下肢水腫的人喝。

3. **蜂蜜**：適量蜂蜜水有助於潤腸、潤肺，對身體的益處不少。

4. **葡萄柚**：葡萄柚含有豐富的維生素，能穩定免疫機能，保持身體健康，適量飲用也能紓解壓力、改善膚況等問題。

5. **薄荷**：薄荷不僅味道清涼，有提神的功效外，還有清涼潤喉、健胃、消炎的效果。適量攝取有助於平緩情緒，提高睡眠品質，解決失眠的問題。此外，薄荷還能預防口臭。

這些天然又健康的食物絕對可以代替含糖飲料手搖杯！雖然偶爾喝杯含糖飲料手搖飲以治癒心情挺好的，但一定要注意身體健康，不可以過量與成癮；覺得開水沒有味道、不想喝水的時候，可以先試試這些好東西吧！

♥ 讓自己健康的適量運動

大家平日下班應該只想癱在沙發上吧，我也是這樣（笑），但不得不說運動真的很重要喔！工作繁忙之餘，一定要起身動一動，如果假日或下班有餘力，保持運動的好習慣對自己的身體絕對百利無害。運動除了可保持身材與減重，對於身體的保健也是很重要的！

另外，肌肉量會影響代謝率，代謝率除了影響了健康也會影響你可以吃入多少美食，更進而影響體態，所以運動真的是最重要與有效的養生。

● 一週需要多少運動量呢？

美國運動醫學會和心臟病協會都一致認同，每週透過體力活動累積消耗 1 千大卡的熱量，確實對健康有益。這個運動量大約是每週運動 150 分鐘，可以換算成一週 5 天、每天

步行 30 分鐘，一次約走 3000 至 4000 步。

對長坐、少動的一般人來說，最簡單的運動指引就是每週進行 5 天「中等」強度的運動，或者每週進行 3 天「激烈」強度的運動；抑或是每週 3 到 5 天，進行「中等」與「激烈」強度相互結合的運動。

這裡沒有考慮到「肌肉」，僅是單純從有氧與否、運動與否來探討，所以大家也別以為只要有走路就沒問題了。此外，若年紀稍長的人，更要注意肌肉量，因為肌肉會保護骨骼，也可讓身體更穩定，進而降低年長者的跌倒風險。

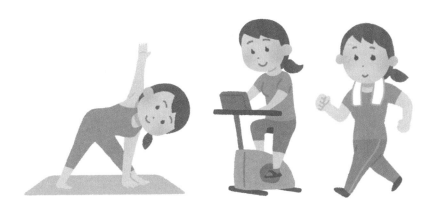

圖 6-3　就算一週只動三分鐘，對身體也是有益的！

如果你真的非常忙碌，或者真的很討厭運動，希望你也不要放棄；不管怎樣，有動就是健康的。真的沒時間的話可以嘗試 TABATA（現今很流行的 7 分鐘強度運動）或是間歇高強度（譬如全力快跑 20 秒，配合慢跑 10 秒）。

但一定要特別注意，運動雖然對身體好，但過度的運動，甚至超過身體負荷是不行的喔！大家都要注意運動重要的同時，也要平衡自己身體的承受力！

♥ 坦然面對「性」

只要是發育成熟的人，對「性」或多或少就會有慾望產生，這並不是單一性別擁有的慾望，更不該是單一性別所擁有的特殊權利。

性慾不應該被歧視，發生性關係是人類與生俱來的本能，**女人需要性愛的程度跟男人是一樣的**，覺得自己性慾很強或是性慾很低落都無所謂，重要的是妳自己理解並且坦然接受自己的慾望。

● 女人的性慾也應該被重視

身為女性不需要為了自己的性慾感到羞恥或自我批判，請放輕鬆享受性愛帶來的快感，做好保護措施，為自己負責就好。

在沒有伴侶的情況下，女性也能享受性帶來的快感。自慰並不是男性獨有的獲得性快感、排解壓力的方式，寫下這本關於女性生理結構的同時，也希望大家能夠更不受拘束、更自在的使用自己的身體。

● 除了性慾，性也有性別的意思

男女在天生性別個體的差異，形成很多不對等的社會情況，在被上帝決定性別的那一刻，身為女性的我們，注定得比男性更堅韌地生活。但無論是工作權利、社會地位又或是身體自主權，女人都擁有和男人一樣百分之百的自由權與選擇權。

♥ 身爲女性的自我、自主與自在

女性在自我認同上，需要克服的關卡多：出於許多不平等的理由，女性在社會上多半會受到更多行為、外表上的要

求，也需要比男性更在乎自己的外表與形象，方方面面易被標籤化與承受更多不平等的道德枷鎖。

女性自主權的展現：喜歡的東西、想穿的衣服、想呈現的外在形象，甚至是想共度餘生的對象……，這時代已給任我們選擇的自由，但不代表我們有勇氣做出選擇，還得與諸位女性姊妹共勉。

而孕育下一代只有女人才能做得到，卻也影響我們的身體權與人生的走向，想不想生育？想跟誰繁衍後代？不小心有了孩子願不願意生下來？……記得不只要考慮孩子和伴侶，更要考慮你自己要成為怎樣的人，想要有著怎樣的人生。

只有當我們意識到自己的權利，理解自己的價值，我們才能保護自己的權利與活出自我的可能。

身為女性，自在地活著：這時代女性的生活與權益，雖然比過去好上許多，但仍有許多傳統觀念與社會要求束縛著我們，期待每位女性在看完這本書後，都能更有底氣，更有科學基礎地了解自己的特別，也懂得如何跟自己相處。

祝福全天下的姊妹，都能美麗又自在地活著，找自己、做自己、愛自己。穿自己喜歡的衣服，做自己喜歡的事，不被性別拘束的同時，也能對自己的性別理解與驕傲。願我們

都能自我、自主、自在地活著，健康、美麗地活著，喜愛自己、成為自己地活著。

身體上有什麼問題，都歡迎到我的粉絲頁跟我聊聊，搜尋「新竹婦產科」就能找到我喔！當然，也可以來新竹國泰醫院找我聊聊！

冷知識

每天洗頭會導致脫髮嗎？還是只是洗髮精的問題？

每次洗完頭，看到堵在排水孔的頭髮，總會心驚驚。有人說每天洗頭會導致脫髮，這是真的嗎？（男性應該也非常緊張）

事實上，每天洗頭本身並不會導致脫髮。脫髮的原因有很多，例如遺傳、荷爾蒙失調或是壓力等。但是，使用不適合的洗髮精或是洗頭方式不當，的確可能導致頭皮受損，進而影響頭髮健康。

「那我應該怎麼洗頭才好？」

不論你選擇每天洗頭還是隔天洗，選擇適合自己髮質的洗髮精，並且輕柔地按摩頭皮，這樣不僅可以清潔頭皮，還可以放鬆心情，頭髮也會更加健康喔！

經常穿高跟鞋會導致腳部變形？

「穿太多高跟鞋會讓腳部變形！」這樣的警告在女性的成長歷程中或多或少都會聽過，但真的是高跟鞋的錯嗎？

事實上，長時間穿著不合腳或過高的高跟鞋，確實可能會導致腳部受壓迫，長期下來可能會造成腳部變形或是產生足部疾病。

「那我還能穿高跟鞋嗎？」

當然可以！選擇合腳、鞋跟不過高的高跟鞋，並且脫下高跟鞋後，適當的做些足部與腿部按摩，不僅能展現女性的優雅，還能確保腳部健康！

最後，愛美是女人的天性，但健康更重要。選擇合適的鞋子，可讓自己既美麗又健康！

經常熬夜會導致皮膚老化？

工作、生活忙碌、經常熬夜成了許多人的日常。但總聽說：「熬夜會讓皮膚提早老化！」這是真的嗎？

事實上，當我們熬夜時，身體的新陳代謝會受到影響，皮膚無法得到足夠的休息和修復，這會導致皮膚乾燥、暗沉和出現痘痘。

「那我應該怎麼辦？」

儘量保持充足的睡眠，並適度使用保溼和抗氧化的護膚品，這樣皮膚才能保持年輕有活力！醫師若需要熬夜，會補充足夠的水分，並敷保溼面膜，以幫助皮膚保持水分。

最後，健康的生活方式是保持皮膚年輕的關鍵，不僅是睡眠，飲食和運動也同樣重要！

Q&A 來函照登，
你答對了幾題？

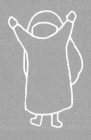

Q 「想問一下醫生，跟女友隔著內褲互相摩擦，這樣會懷孕嗎？我不知道我當時下面是不是溼溼的，但女友那時下面是溼的。」

A 機會不是零哦。在男性分泌物中，可能有少量游離精子，無法擔保絕無懷孕的可能。請在月經沒按時來時自行驗孕，也請未來做好正確避孕措施。

Q 「請問醫師我 2/16 到醫院檢查已懷孕四週多，2/18 回診照超音波確定是子宮外孕，2/20 晚上做了人流手術。請問若是在 2/18 行房而無任何保護措施，這樣會再次懷孕嗎？」

A 機會不是零喔。

Q 「醫生你好，我朋友因無套性交已超過 72 小時，擔心有懷孕，請問這情況該如何避孕？」

A 請你的朋友仍可以吃事後避孕藥，但避孕效果並非百分之百哦。

Q 「想請問一下上次月經是 2/21，3/2 進行性行為後 2 小時內吃了事後避孕藥。但 3/18 有粉紅色的血。請問是正常的嗎？吃了避孕藥會拖那麼久才有血嗎？」

A 事後藥是高劑量黃體素，會干擾荷爾蒙波動，導致月經異常。如果你愛你的女友，請做好避孕措施，不要讓她吃事後藥。

Q 「在性行為的時候，男生插不太進去，只有一點點，大概不到一公分，而且也沒有射精，這樣女生有可能會懷孕嗎？」

A 機率很難說，即使沒有插入性行為，也不代表沒有懷孕的可能。請在月經沒按時來時自行驗孕，未來也請做好正確的避孕措施。

Q 「想問一下月經已遲到 5 天，然後分泌物不僅妹妹上有，內褲上也有，是否代表我懷孕了？」

A 有分泌物跟懷孕沒有絕對相關。

Q 「您好，在行房後8天出現頭暈、嘔吐跟突然心跳很快、很喘，又燥熱的症狀，有可能是懷孕嘛？謝謝。」

A 有沒有懷孕可以買一支驗孕棒自己驗驗看就知道了喔。（唉，我看起來像是驗孕棒嗎？還是我是神算可以感應到？）

Q 「醫生我有問題想請教你，我在家手淫，手沒洗還有殘留精液，剛好家裡有幾個女生朋友來我家做客吃飯，她們碰到我碰過的湯勺，還有我拿過的碗和筷子。請問這樣會懷孕嗎？」

A 雖然機率極低，但我想說，建議上廁所與手淫後一定要洗手，同時多注意飲食衛生！

Q 「假如我20號開始吃調經藥（排卵，20號有性行為＋沒戴套），但是他已經射完跟擦掉後才進來的，這樣會很容易中嗎？」

A 機會真的不是零。

Q 「就是在 7/9 號那天與女友發生性行為，但沒有做安全措施也沒有射出來，直到 7/28 這天，剛好女友那個沒有來，我與女友非常擔心。」

A 恩，先去藥房買驗孕棒或去醫院驗看看吧。

Q 「不好意思，想問一下他有用我，之後有戴套，但是一直沒有進去，而且我也有幫他吃，這樣會懷孕嗎？」

A 什麼叫做「用你」？真的聽不懂。

Q 「昨天女朋友摸到我的尿道球腺液，可是不是用手指頭摸到的，而且抹掉了，之後她摸到自己的陰道分泌物，這樣子會不會懷孕？（目前她在排卵期，她是手掌碰到，可是手指頭沒有，也抹掉了，她摸自己分泌物的時候，是手指頭輕輕碰到而已，也是有可能的嗎？」

A 機會不是零。請在月經沒按時來時自行驗孕，也請未來做好正確避孕措施。

Q 「醫師你好，如果用沾到精液的手伸進去女生陰道裡面，但手之前有用衛生紙擦，再用熱水洗，最後把手擦乾，這樣會不會懷孕，當天是排卵期。」

A 機會不是零。請在月經沒按時來時自行驗孕，也請未來做好正確避孕措施。

Q 「請問月經第三天內射會懷孕嗎？」

A 機會絕對不是零。

Q 「是這樣的，我女朋友因為一個月內吃了兩次事後避孕藥，下體有持續出血的狀況，但現在離上次生理期來還有大概一個禮拜左右，所以不知道是因為吃事後藥的關係，還是月經快來的關係，所以有持續出血的狀況。」

A 請自行驗孕先排除懷孕，再去找婦產科求診。另外如果你愛她的話，你是不會讓她一個月連吃兩次事後避孕藥。

Q 「醫師您好，我想問一下，我女朋友月經過四天沒來了，這代表懷孕了嗎？」

A 建議你買驗孕棒驗驗看。

Q 「我吃了第二個月的事前避孕藥，快吃完的時候有和伴侶發生性行為（8/20-8/23），然後又吃了事後避孕藥，吃了兩次（分別在 8/21 和 8/23）。五天前已經吃完第二個月的事前藥，但是月經還沒有來，我吃了事前又吃了事後會導致月經大亂嗎？」

A 會。

Q 「請問如果我在 6/22 跟朋友行房，在 7/4 吃了 RU486，7/6 有流血。不久，在 9/3 驗出了懷孕，這樣小孩會是 6/22 號的嗎？」

A 要看胚胎大小才能往回推算可能的受孕日期，不過究竟是誰的種，可能有只有施主您自己心裡有數了。阿彌陀佛。（合掌）

Q 「醫生你好,請問 11/17 發生性行為時無套內射（月經結束後兩天）,但做完馬上吃了事後避孕藥,隔幾天,即 11/23 有一次出血,算月經大概來個 3-4 天,然而在 12/7 時又有一次性行為、全程使用保險套,請問懷孕機率大嗎?到目前月經還沒來。」

A 不能說完全不會懷孕喔。請在月經沒按時來時自行驗孕。

女性私密保健全書

子宮保養、婦科對症診療、身體保健闢謠、歡愉養護，
婦產科女醫的全方位身體指南

作者　　　　張瑜芹
責任編輯　　陳姿穎
內頁設計　　江麗姿
封面設計　　任宥騰

行銷企劃　　辛政遠、楊惠潔
總編輯　　　姚蜀芸
副社長　　　黃錫鉉

總經理　　　吳濱伶
發行人　　　何飛鵬
出版　　　　創意市集
發行　　　　英屬蓋曼群島商家庭傳媒股份有限公司
　　　　　　城邦分公司
　　　　　　歡迎光臨城邦讀書花園
　　　　　　網址：www.cite.com.tw

香港發行所　城邦（香港）出版集團有限公司
　　　　　　九龍九龍城土瓜灣道 86 號順聯工業大廈
　　　　　　6 樓 A 室
　　　　　　電話：(852) 25086231
　　　　　　傳真：(852) 25789337
　　　　　　E-mail：hkcite@biznetvigator.com

馬新發行所　城邦（馬新）出版集團
　　　　　　Cite (M) SdnBhd 41, JalanRadinAnum,
　　　　　　Bandar Baru Sri Petaling, 57000 Kuala
　　　　　　Lumpur,Malaysia.
　　　　　　電話：(603) 90578822
　　　　　　傳真：(603) 90576622
　　　　　　E-mail：cite@cite.com.my

展售門市　　台北市民生東路二段 141 號 7 樓
製版印刷　　凱林彩印股份有限公司
初版一刷　　2023 年 12 月
I S B N　　978-626-7336-48-9
定價　　　　420 元

若書籍外觀有破損、缺頁、裝訂錯誤等不完整現
象，想要換書、退書，或您有大量購書的需求服
務，都請與客服中心聯繫。

客戶服務中心
地址：10483 台北市中山區民生東路二段 141 號 B1
服務電話：（02）2500-7718、（02）2500-7719
服務時間：週一至週五 9：30 ～ 18：00
24 小時傳真專線：（02）2500-1990 ～ 3
E-mail：service@readingclub.com.tw

國家圖書館出版品預行編目資料

女性私密保健全書：子宮保養、婦科對症診療、身體保
健闢謠、歡愉養護，婦產科女醫的全方位身體指南 / 張
瑜芹著 . -- 初版 . -- 臺北市：創意市集出版：英屬蓋曼群
島商家庭傳媒股份有限公司城邦分公司發行 , 2023.12
面；　公分

　ISBN　978-626-7336-48-9(平裝)
　1.CST: 婦科 2.CST: 婦女生理 3.CST: 婦女健康

　417.1　　　　　　　　　　　　　　　112018032